专家教你做养生家常菜
——三高篇——

三高

吃什么？怎么做？
二维码 来告诉你

柴瑞震 主编

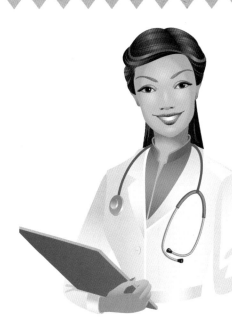

U0291253

新疆人民出版总社
新疆人民卫生出版社

图书在版编目（CIP）数据

专家教你做养生家常菜："三高"篇/柴瑞震
主编.—乌鲁木齐：新疆人民卫生出版社，2012.9
ISBN 978-7-5372-5298-0

Ⅰ.①专… Ⅱ.①柴… Ⅲ.①高血压－食物疗法－家
常菜肴－菜谱②高血脂病－食物疗法－家常菜肴－菜谱③
高血糖病－食物疗法－家常菜肴－菜谱 Ⅳ.①
R247.1②TS972.161

中国版本图书馆CIP数据核字(2012)第219278号

专家教你做养生家常菜："三高"篇

"三高"吃什么？怎么做？二维码来告诉你

主　　编　柴瑞震
出版发行　新疆人民出版总社
　　　　　新疆人民卫生出版社
电　　话　汉文编辑部 0991-2824446
地　　址　新疆乌鲁木齐市龙泉街196号
邮　　编　830001
责任编辑　胡赛音
封面设计　吴展新
发　　行　全国新华书店
印　　刷　深圳市雅佳图印刷有限公司
开　　本　711毫米×1016毫米　16开
印　　张　20
字　　数　250千字
版　　次　2014年6月第1版　2014年6月第1次印刷
书　　号　ISBN 978-7-5372-5298-0
定　　价　29.80元

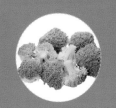
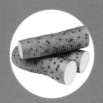
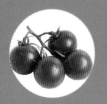
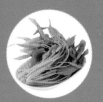

目录

Part 1 糖尿病患者须知常识

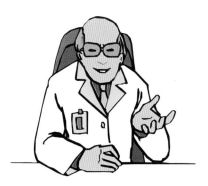

目 录

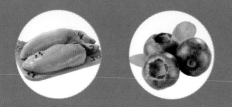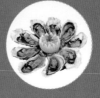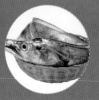

Part 2 会说话的特效降糖食谱

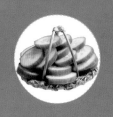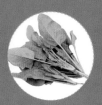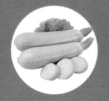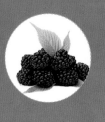

CONTENTS

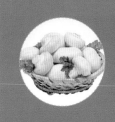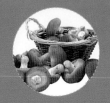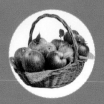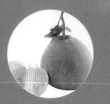

目 录

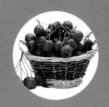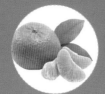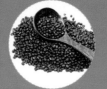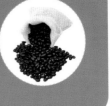

Part **5** 会说话的特效降压食谱

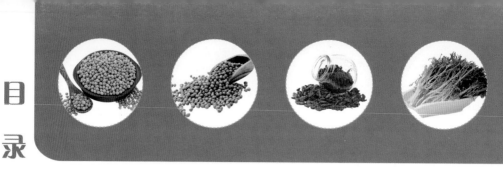

目录

Part 6 常见高血压并发症特效食谱

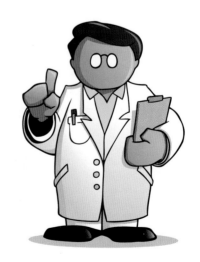

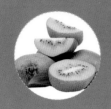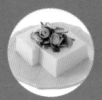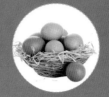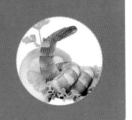

Part 7 高血脂患者须知常识

Part 8 会说话的特效降脂食谱

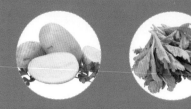
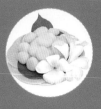
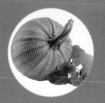

目录

Part 9 常见高血脂并发症特效食谱

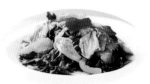

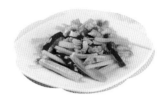

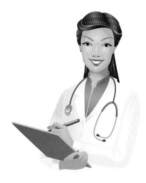

Part 1

糖尿病患者须知常识

　　糖尿病患者由于胰岛功能减退，胰岛素分泌绝对或相对不足，胰岛素不能在饮食后随血糖升高而增加，不能起到有效的降血糖作用，血糖就会超出正常范围。糖尿病患者要合理地控制饮食，掌握正确的饮食方法是各类型糖尿病的治疗基础。这里为糖尿病患者提供了"一日三餐黄金法则"，并介绍了如何科学地设计饮食，同时提出了最易被忽视的饮食细节和饮食误区，旨在告诉糖尿患病患者，只有吃对饮食才能得健康。

糖尿病知识面面观

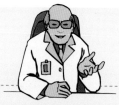

　　糖尿病是一组以高血糖为特征的代谢性疾病，这种疾病已悄然成为一种对人们身体危害极大的现代文明慢性病，糖尿病患者数量也在逐渐增长，这里我们介绍一些糖尿病相关的知识，帮助读者正确认识糖尿病。

1.正确认识糖尿病

（1）定义

　　糖尿病是一组以血浆葡萄糖（简称血糖）水平升高为特征的代谢性疾病群。

（2）主要症状

　　糖尿病患者的主要症状可概括为"三多一少"，即多饮、多食、多尿、体重减少。然而，并非患有糖尿病，就必然会出现这些症状。

　　有些人或许只出现其中一项或两项症状，程度轻重也各有差异。当这些症状出现时，就表示已由糖尿病的前期症状演变为糖尿病了。

2.糖尿病的病因

　　糖尿病除5%的人群属遗传外，大部分是后天生成的。

　　随着社会的进步和发展，人们生活水平越来越高，摄取高脂肪、高热量的饮食过多，平时又缺乏运动，生活无规律，导致肥胖，引起血黏度、甘油三酯和胆固醇升高，致使脂代谢紊乱，引起糖耐量异常，从而患上糖尿病。

3.糖尿病的类型

（1）1型糖尿病

　　以前也称胰岛素依赖型糖尿病，1型糖尿病患者的发病是因为胰腺不能产生足够的胰岛素，大部分患者的发病期是在儿童期和青春期。

（2）2型糖尿病

　　也叫成人发病型糖尿病，多在35～40岁之后发病，占糖尿病患者的90%以上。

　　2型糖尿病患者体内产生胰岛素的能力只是部分丧失，有的患者体内胰岛素甚至产生过多，但胰岛素的作用效果却很差，使患者体内的胰岛素相对缺乏。

（3）妊娠糖尿病

　　是指妇女在怀孕期间患上的糖尿病。

临床数据显示有2%～3%的女性在怀孕期间会患上糖尿病，患者在妊娠之后糖尿病症状会自动消失。

（4）其他特殊类型的糖尿病

是指既非1型也非2型，又与妊娠无关的糖尿病，包括胰腺疾病或内分泌疾病引起的糖尿病、药物引起的糖尿病以及遗传疾病伴有的糖尿病等。其他特殊类型的糖尿病虽然病因复杂，但患者还不到糖尿病患者总数的1%。

4. 9类糖尿病易感人群以及17个警告信号

（1）9类糖尿病易感人群

目前，国内外的专家学者均认为，肥胖、运动不足、生活不规律是糖尿病的三大致病要素。同时糖尿病与遗传、情绪等其他因素也有密切的关系。糖尿病的易感人群是指目前血糖正常，但患糖尿病可能性较大的人群，其中包括以下9类：①其血缘亲属，尤其是父母亲是糖尿病患者的人；②过度肥胖，尤其是腹部肥胖者；③分娩过8斤以上巨大婴儿的妇女；④年龄在40岁以上者；⑤缺少体育活动者；⑥吸烟、嗜酒者；⑦患有高血压、冠心病者或血脂、血尿酸不正常者；⑧有胰腺疾患或胆结石症者；⑨血糖不正常或糖耐量减低者。

（2）17个糖尿病警告信号

如果出现以下情况，则有可能是糖尿病的警告信号，需小心注意：①反复发生皮肤痈肿或感染经久不愈者；②女性顽固性外阴瘙痒，更年期妇女的内衣裤有白霜，或裤脚上有尿迹白霜；③四肢麻木、刺痛，对冷热感觉迟钝；④视力出现障碍，如视物模糊、眼前飞蚊症、青光眼、白内障、视网膜病；⑤小便次数增多，特别是夜尿增多，遗尿或排尿无力，长期反复发作的尿频、尿急、尿痛等；⑥男性阳痿、性功能减退，女性闭经或月经紊乱；⑦50岁以上有高血压病、冠心病、脑血管病、高脂血症、高尿酸血症、痛风、胰岛素抵抗者；⑧肥胖或超重者，尤其是中度以上肥胖、腹型肥胖（啤酒肚、将军肚）、平常缺乏运动者；⑨无明显原因餐前出现乏力、多汗、颤抖和饥饿感等低血糖症状；⑩妇女生过巨大胎儿或发生过多次流产死胎；⑪反复发作的慢性胰腺炎、肝炎、肝硬化者，有胰腺手术、外伤的病史；⑫有糖尿病家族史者（父母、兄弟、姐妹患有糖尿病）或有妊娠糖尿病史的妇女；⑬有内分泌疾病者，特别是功能亢进的内分泌疾病；⑭有长期高糖饮食或静脉输注葡萄糖，长期摄入高热量饮食者；⑮有某些自身免疫疾病而长期服用皮质激素类药物者；⑯难治性结核病反复治疗不愈者，特别是肺结核患者；⑰口干、口渴，口腔黏膜有瘀点、瘀斑、水肿，口内有烧灼感者。

5.糖尿病对人体健康的危害

（1）使脂肪代谢紊乱

血糖浓度高到超过肾糖阈时，部分葡萄糖不能被肾小管吸收，会通过尿液的排出而流失，机体就开始动用脂肪供给热量。但由于机体胰岛素的缺乏或对胰岛素不敏感，又引起了脂肪代谢紊乱，脂肪组织大量分解，随之产生的酮体在体内脂肪分解后堆积，可使血酮体升高，造成酮血症，甚至造成酮症酸中毒及昏迷。

（2）使患者抵抗力下降，易患其他疾病

人体抵抗疾病的抗体是由蛋白质合成的。糖代谢紊乱时，肌肉和肝脏的蛋白质合成减少，分解增加，呈负氮平衡状态，所以抗体形成减少，抵抗力下降。糖尿病患者容易患结核病、皮肤坏疽、毛囊炎、泌尿系统感染及真菌性阴道炎等。

（3）使电解质紊乱，可能危害到生命

糖尿病患者存在的长期高血糖状态，可增加渗透压，使大量水、钠、钾、镁等电解质从尿中排出，引起患者体内水及电解质代谢紊乱。特别是当血糖过高时，还可引起高渗性昏迷、酮症酸中毒昏迷、乳酸性酸中毒昏迷等，如果不及时抢救常常会导致死亡。

（4）使病情加重，影响正常生活

长期高血糖状态对胰岛细胞不断刺激，加重了胰岛细胞的负担，使胰岛功能衰竭，病情进一步加重，进入恶性循环。

6.糖尿病的预防

糖尿病死亡率及致残率十分惊人，严重威胁人们的健康。2型糖尿病占糖尿病患者的绝大多数，多是中年后发病，其进展缓慢，无症状期可长达数十年，最终发生血管病变。糖尿病并非无迹可寻，预防要把握好三道防线：

一级防线，树立正确的饮食观。糖尿病虽存在一定的遗传因素，但关键是生活和环境因素。过度摄入热量、营养过剩、肥胖、缺少运动是发病的重要原因。要每日膳食中，保证热量低盐、低糖、低脂、高纤维、维生素充足。

二级防线，定期测量血糖，尽早发现无症状性糖尿病。应将血糖测定列入中老年常规的体检项目，即使一次正常者，仍要定期测定。凡有糖尿病蛛丝马迹，如皮肤感觉异常、性功能减退、视力不佳、多尿、白内障等，更要及时去测定和仔细鉴别，尽早诊断，争取早期治疗的宝贵时间。

三级防线，糖尿病患者很容易并发其他慢性病，因此，要对糖尿病慢性并发症加强监测，做到早期发现、早期预防，因为糖尿病并发症到了晚期，疗效往往不佳。早期诊断和早期治疗，常可预防并发症的发生，使病人能长期过上接近正常人的生活。

糖尿病患者
一日三餐黄金法则

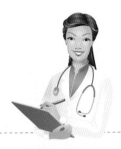

　　怎么吃对稳定血糖值最有效？这应该是糖尿病患者最为关心的问题。糖尿病患者不但三餐进食的时间要规律，进食的内容也要遵循一定的原则。掌握三大进食原则，循序渐进，糖尿病患者就能轻松吃出健康！

1.合理供给全天热量

　　糖尿病患者的日常饮食必须控制好总热量的摄入，既要保证足够的热量，不影响机体的正常代谢，同时又不可过量，因为一旦摄入热量过多，胰腺就得分泌更多的胰岛素，也就加重了胰腺的负担。

　　供给机体热量的营养素有3种：碳水化合物、脂肪和蛋白质。其中碳水化合物和蛋白质每克可供热量4千卡，脂肪每克供热量9千卡。糖尿病患者可据其具体病情将每天需要的总热量按照下表所示的比例进行分配。

表1-1　糖尿病膳食分型

分型	碳水化合物（%）	蛋白质（%）	脂肪（%）
轻型糖尿病	60	16	24
血糖尿糖均高	55	18	27
合并高胆固醇	60	18	22
合并高甘油三酯	50	20	30
合并肾功能不全	66	8	26
合并高血压	56	26	18
合并多种并发症	58	24	18

——上表引自《临床营养学（第2版）》（人民卫生出版社）

（1）碳水化合物

　　碳水化合物是机体主要的供能营养素，也是构成机体组织不可缺少的物质。

如果糖尿病患者能合理控制每日的总热量，适当地提高碳水化合物摄入量，将有助于提高胰岛素的敏感性，刺激葡萄糖的

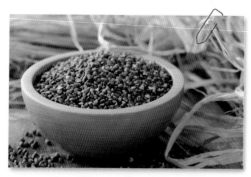

谷类食物是碳水化合物的最佳来源，糖尿病患者要适当摄入。

利用，从而减少肝脏葡萄糖的产生，改善葡萄糖耐量。若每日摄入碳水化合物少于25克，体内脂肪分解增加，酮体产生相应增多，若胰岛素同时分泌不足，酮体不能充分利用，则易引起酮症酸中毒。适合糖尿病患者食用的富含碳水化合物的食物主要有谷薯类（如小米、薏米、黑米、小麦、燕麦、荞麦、红薯、山药）、水果类（如苹果、橘子、山楂）、豆类（如红豆、绿豆）及根茎蔬菜类（如魔芋、胡萝卜）。

（2）脂肪

脂肪平时储备在脂肪组织中不释放能量，在饥饿或血液中葡萄糖浓度过低时，才将其能量释放出来供机体利用。1克脂肪可产生的能量是等量碳水化合物和蛋白质的2倍以上。

糖尿病患者必须控制脂肪的摄入量，尤其是肥胖的糖尿病患者更应严格限制，每日脂肪摄入总量不得超过40克。消瘦患者由于碳水化合物限量，热量供应受到影响，可以适当增加脂肪摄入量。一般糖尿病患者每日脂肪摄入量可占总摄入热量的20%～30%，即每日40～60克，若按体重计算，每千克体重不宜超过1克。为预防动脉硬化，最好选用植物油，少用含胆固醇高的动物脂肪。

（3）蛋白质

蛋白质是人体细胞、各组织的重要组成成分，也是人体内酶、激素、抗体的重要原料，对人体的生长发育、组织修复、细胞更新等都起着极为重要的作用。蛋白质可分为动物性蛋白质和植物性蛋白质，前者主要来自肉类、蛋类、鱼类等，后者主要来自豆类、谷类等。

一般糖尿病患者每日每千克体重应摄入蛋白质1克，但是病情控制不好或消瘦者，可将每日摄入的蛋白质增至每千克体重1.2～1.5克，糖尿病患者如果为儿童，那么蛋白质的需要量每千克体重为2～3克。妊娠4个月后的糖尿病孕妇患者，每日摄入的蛋白质应比普通糖尿病患者增加15～25克，这些蛋白质中，1/3应该来自优质蛋白，如牛奶、鸡蛋、瘦猪肉、大豆等。

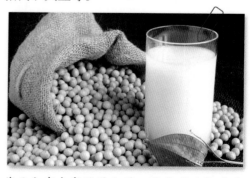

黄豆含有丰富的蛋白质，是典型的优质蛋白质，糖尿病患者可以适当选食。

🍲 2.合理搭配膳食，均衡营养 ○

平衡膳食是糖尿病患者饮食治疗的基础。人类的食物是多种多样的，各种食物所含的营养成分不完全相同，只有当人们进食种类丰富、比例适当的多样食物时，才能摄取均衡而全面的营养，这就是我们所说的"平衡膳食"。糖尿病患者可根据中国营养学会在《中国居民膳食指南》（2011修订版）中设计的"中国居民平衡膳食宝塔"来安排日常饮食，通过合理搭配来达到膳食平衡的目的。

膳食宝塔分为五层，包含每天应摄入的主要食物种类。膳食宝塔利用各层位置和面积的不同来反映各类食物在膳食中的地位和应占的比重：

底层：谷类食物，每人每天应摄入250～400克；

第二层：蔬菜和水果，每人每天应摄入300～500克和200～400克；

第三层：鱼、禽、肉、蛋等动物性食物，每人每天应摄入125～225克（鱼虾类75～100克，畜、禽肉50～75克，蛋类

25～50克）；

第四层：奶类和豆类食物，每天应吃相当于鲜奶300克的奶类及奶制品和相当于干豆30～50克的大豆及制品；

塔顶：烹调油和食盐，每天烹调油不超过25克或30克，食盐不超过6克。

此外，水是膳食的重要组成部分，其需要量受年龄、环境温度、身体活动等因素影响。在温和气候条件下生活的轻体力活动成年人每日至少饮水1200毫升。饮水不足或过多都会对人体健康带来危害。饮水应少量多次，要主动，不应感到口渴时再喝水。

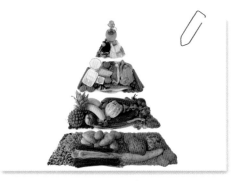

糖尿病患者一定要营养均衡，控制住病情，才能让饮食疗法发挥功效。

🍲 3.少食多餐，定时定量 ○

很多糖尿病患者空腹血糖并不是很高，但进食后就容易出现血糖升高、不易控制的情况，因此，糖尿病患者要严格控制进餐的时间和数量，要想有效控制血糖，就要保证规律的进食，坚持定时定量，少食多餐，每日至少保证进食三餐，两餐之间最好能间隔

4～5小时，每顿进餐量不宜过大，以下次进餐前不感到十分饥饿为度；但也不宜过分控制饮食总量，容易影响糖尿病患者的体力和体质。有些糖尿病患者需要注射胰岛素，还应该在三餐之外添加2～3次加餐，可以避免药物作用达到高峰时出现低血糖。

科学设计饮食，吃对得健康

对于糖尿病患者而言，饮食的控制是非常重要的，这里我们设计了科学的饮食方法，以"糖尿病患者S先生，身高175厘米，体重65千克，从事办公室工作，患病5年"为例，来安排其一天的饮食。

步骤1：计算体重，判断体型

常用的理想体重计算方法有以下2种：

①**简便计算法**：标准体重(千克)=身高(厘米)－105

②**精确计算法**：标准体重(千克)=[身高(厘米)－100]×0.9（男性）

标准体重(千克)=[身高(厘米)－100]×0.85（女性）

根据简便计算法与精确计算法，实际体重超出或低于标准体重的10%以内，属于正常；低于10%为偏瘦，高于10%为超重；低于20%为消瘦，高于20%为肥胖。

S先生理想体重为70千克，实际体重为65千克，低于标准体重不到10%，属于正常体重类型。

除上述方法外，也可通过体重指数(BMI)来判断体型。体重指数(BMI)=体重(千克)÷身高(米)的平方=65÷（1.75）^{2}≈21.22。将得出的体重指数（BMI）与世界卫生组织（WHO）制定的体重指数界限表进行比较，得其体型为正常。

表1-2 WHO制定的体重指数界限表

类型	BMI	类型	BMI
偏瘦	<18.5	1级肥胖	30～34.9
正常	18.5～24.9	2级肥胖	35～39.9
超重	25～29.9	3级肥胖	≥40

步骤2：确认活动强度

一般来说，活动强度分为四种情况，卧床休息、轻体力劳动、中等体力劳动和重体力劳动。具体判断标准可参考下表：

表1-3　活动强度分级表

轻体力劳动	坐姿：打字、缝纫等手工作业或腿的轻度活动 立姿：如上臂用力为主的装配工作、教师、售货员等
中等体力劳动	如锯木头，卡车、拖拉机或建筑设备等运输操作，锻造，风动工具操作，粉刷，间断搬运中等重物，除草，锄田，摘水果和蔬菜等，学生的日常活动也属于中等体力劳动
重体力劳动	如体育运动、搬重物、铲、锤锻、锯刨或凿硬木、割草、挖掘等

由此判断，S先生从事的是轻体力劳动。

步骤3：计算每日所需总热量

人们参加不同活动，体力消耗也不同，需要的热量补充也相应不同，所以日常活动量是计算热量摄入的一个重要依据。知道自己的体重类型和具体某一日所进行的活动强度类型后，就可以对照下表来查找一下自己该天每千克体重需要多少热量了。

表1-4　每日每千克体重所需热量表（单位：千卡／千克体重）

体型	卧床	轻体力	中等体力	重体力
超重或肥胖	15	20～25	30	35
正常	15～20	30	35	40
消瘦	20～25	35	40	45～50

S先生正常体重下从事轻体力活动，每日每千克体重需要30千卡热量。每日所需总热量=理想体重（千克）×每日每千克体重所需热量（千卡）=70×30=2100（千卡）。

步骤4：一天饮食巧安排

糖尿病患者一日三餐的饮食量是有一定比例限制的，可以按照早餐、午餐、晚餐各1/3的能量比例来分配，也可以按照早餐1/5、午餐2/5、晚餐2/5的比例分配。糖尿病患者若要减肥，其午餐的饮食量可以和早餐差不多，或稍微减少一些。值得注意的是，无论早餐、午餐、晚餐的比例如何，都要遵循一天饮食总摄入能量的标准。

食物交换份法

糖尿病患者要想健康饮食，就要善用食物交换份法。关于食物交换份法，就是首先将食物分成谷类、蔬菜类、水果类、肉类等不同种类，然后确定一个交换单位，这个交换单位包含的热量大约是90千卡，计算出各类食物在这个交换单位内的大致重量，然后以此作为依据，就可以在每天应该摄入的总热量范围内自由交换了。

表1-5 一个交换单位内的各类食物及营养价值

组别	类别	每份重量	热量（千卡）	蛋白质（克）	脂肪（克）	糖类（克）	主要营养素
谷薯组	谷薯类	25	90	2	—	20	糖类、膳食纤维
蔬果组	蔬菜类	500	90	5	—	17	矿物质、维生素、膳食纤维
	水果类	200	90	1	—	21	矿物质、维生素、膳食纤维
肉蛋组	大豆类	25	90	9	4	4	蛋白质
	奶类	160	90	5	5	6	蛋白质
	肉类	50	90	9	6	—	蛋白质
	蛋类	60	90	9	6	—	蛋白质
油脂组	油脂类	10	90	—	—	10	脂肪
	硬果类	15	90	—	—	10	脂肪

需要注意的是，表1-5还相当粗略，只涵盖了某一类食物中的大多数情况，只适用于在不可得知某种食物的具体交换克数时，作为大致参考。事实上即便同一大类中不同的食物所含热量也是有差异的，比如蔬菜类中叶类菜和大多数瓜类菜、果类菜一交换单位大约是500克，而根茎类菜则因为热量值更高，一交换单位的重量要远低于500克。

若想饮食更合理，应该考虑到同类食物的等值（热量值）交换，请参见表1-6至表1-12的数据。

表1-6 谷类食物等值交换表

食品	重量（克）	食品	重量（克）
小米、粳米、薏米、糯米	25	烧饼、烙饼、馒头、咸面包、窝窝头	35
高粱米、玉米碴、面粉、玉米面、米粉、混合面	25	油条、油饼、苏打饼干	35
各种挂面、龙须面	25	生面条、魔芋生面条	35
通心粉、干粉条、干莲子	25	芋头、土豆	100
绿豆、红豆、芸豆	25	山药、湿粉皮	150

每份可提供热量约90千卡，蛋白质2克，糖类20克。

表1-7 肉类、蛋类食物等值交换表

食品	重量（克）	食品	重量（克）
熟火腿、香肠	20	鸡蛋粉	15
肥、瘦猪肉	25	鸡蛋、鸭蛋、松花蛋、鹌鹑蛋	60
熟叉烧肉（无糖）、午餐肉	35	鸡蛋清	150
熟酱牛肉、熟酱鸭、大肉肠	35	带鱼、草鱼、鲤鱼、甲鱼、比目鱼	80
瘦猪、牛、羊肉	50	大黄鱼、鳝鱼、黑鲢、鲫鱼	80
排骨	70	对虾、青虾、鲜贝	80
鸭肉、鸡肉、鹅肉	50	蟹肉、水浸鱿鱼	80
兔肉	100	水浸海参	350

每份可提供热量约90千卡，蛋白质9克，脂肪6克。

表1-8 蔬菜类食物等值交换表

食品	重量（克）	食品	重量（克）
大白菜、包菜、油菜、菠菜、韭菜、茼蒿、芹菜、莴笋、西红柿、西葫芦、冬瓜、黄瓜、茄子、丝瓜、苦瓜、芥蓝、苋菜、龙须菜、绿豆芽、鲜蘑菇、水浸海带	500	青椒、白萝卜、茭白、冬笋	400
		南瓜、花菜	350
		胡萝卜	200
		鲜豇豆、扁豆、洋葱、蒜苗	250
		马蹄、藕、凉薯	150
		毛豆、鲜豌豆	70
		百合	50

每份可提供热量约90千卡，蛋白质5克，糖类17克。

表1-9 奶类食物等值交换表

食品	重量（克）
牛奶	160
奶粉	20
羊奶	160
脱脂奶粉	25
无糖酸奶	130
奶酪	25

每份可提供热量约90千卡，蛋白质5克，脂肪5克，糖类6克。

表1-10 大豆类食物等值交换表

食品	重量（克）
大豆	25
腐竹	20
豆浆	400
豆腐丝	50
北豆腐	100
豆腐干	50
南豆腐	150
油豆腐	30

每份可提供热量约90千卡，蛋白质9克，脂肪4克，糖类4克。

表1-11 油脂类食物等值交换表

食品	重量（克）	食品	重量（克）
花生油、香油（1汤匙）	10	猪油、牛油、羊油	10
玉米油、菜籽油、大豆油（1汤匙）	10	核桃、杏仁、花生米	15
红花油（1汤匙）	10	葵花子（带壳）	25
黄油	10	西瓜子（带壳）	40

每份可提供热量约90千卡，脂肪10克。

表1-12 水果类食物等值交换表

食品	重量（克）	食品	重量（克）
梨、桃、苹果	200	柿子、香蕉、鲜荔枝	150
西瓜	500	草莓	300
葡萄	200	李子、杏	200
猕猴桃	200	橙子、橘子、柚子	200

每份可提供热量约90千卡，蛋白质1克，糖类21克。

食谱的制定

在了解食物交换份法后，我们可以根据上面的数据来设计每日食谱了。根据少食多餐的原则，糖尿病患者最好安排三顿正餐、两顿加餐。上午的加餐安排在10点左右，下午的加餐安排在4点左右。我们已知S先生每天所需的总热量为2100千卡。根据表1-13，取总能量2000千卡与2200千卡两栏交换份数值的中间值，可知X先生每天需要主食14交换份、蔬菜1交换份、肉蛋鱼类4.5交换份、水果1交换份、牛奶1交换份、油脂2交换份。计算出了各种食材的交换份数，就可以根据自己的饮食习惯和口味来选择食物并定量了。

主食：14交换份×25克/份=350克（约1260千卡热量）

蔬菜：1交换份×500克/份=500克（约90千卡热量）

肉蛋鱼类：4.5交换份×50克/份=225克（约405千卡热量）

水果：1交换份×200克/份=200克（约90千卡热量）

牛奶：1交换份×160克/份=160克（约90千卡热量）

油脂：2交换份×9克/份=18克（约180千卡热量）

合计总热量：2115千卡

如果热量分配按照早餐、午餐、晚餐各1/3计算，可计算出每餐大约应进食：

主食：116克　**蔬菜：**166克　**肉蛋鱼类：**75克　**油脂：**6克

表1-13 不同能量糖尿病膳食食物分配表需求的饮食参考

热量（千卡）	交换单位（份）	谷薯类		蔬菜类		肉类		豆乳类		水果类		油脂类	
		单位（份）	重量（克）	单位（份）	重量（克）	单位（份）	重量（克）	单位（份）	重量（克）	单位（份）	重量（克）	单位（份）	重量（克）
1000	12	6	150	1	500	2	100	2	220	—	–	1	9
1200	14.5	8	200	1	500	2	100	2	220			1.5	13.5
1400	16.5	9	225	1	500	3	150	2	220	—	–	1.5	13.5
1600	18.5	9	250	1	500	4	200	2	220	1	200	1.5	13.5
1800	21	11	300	1	500	4	200	2	220	1	200	2	18
2000	23.5	13	350	1	500	4.5	225	2	220	1	200	2	18
2200	25.5	15	400	1	500	4.5	225	2	220	1	200	2	18
2400	28	17	450	1	500	5	250	2	220	1	200	2	18

根据S先生的饮食习惯，列出三餐菜单并计算各种食材的用量。上午10点及下午3点左右可以选择水果、奶制品、全麦饼干等食物进行加餐，并相应减少正餐的能量摄入。如上午加餐100克苹果，下午加餐100克草莓及160克牛奶。因为交换份法有一定误差，例如1交换份鲜牛奶、低糖酸奶、奶酪的重量差别很大，在安排三餐具体内容时，应在交换份固定的基础上，参考各类食物的等值交换表。

表1-14 三餐食谱举例

食谱一	**早餐**：杂粮馒头（面粉40克、玉米粉40克、荞麦粉30克），水煮鸡蛋1个，南瓜汤（南瓜50克），凉拌芦笋（芦笋90克、柿子椒30克），牛奶（160克） **加餐**：苹果（100克），大杏仁（15克） **午餐**：糙米饭（糙米50克、大米50克），生菜包肉（生菜100克、牛肉75克、植物油4克），西红柿胡萝卜汤（西红柿50克、胡萝卜30克、植物油2克） **加餐**：西柚（100克） **晚餐**：米饭（大米35克），玉米面窝头（玉米面50克、面粉25克），豆腐鱼片汤（豆腐50克、草鱼50克、植物油2克），百合炒西葫芦（百合50克、西葫芦100克、植物油4克）
食谱二	**早餐**：核桃豆浆300克（黄豆35克、核桃仁7克），玉米面馒头（玉米面、面粉各50克），黄瓜拌莴笋（黄瓜80克、莴笋80克，香油1克） **加餐**：西瓜250克 **午餐**：杂粮饭（大米40克、糙米40克、荞麦30克），冬瓜烧肉（冬瓜100克、猪瘦肉40克、植物油4克），虾仁荷兰豆（虾仁25克、荷兰豆50克、植物油2克） **加餐**：西红柿（100克），牛奶鸡蛋玉米饼（牛奶160克、鸡蛋30克、玉米面30克）

食谱二	晚餐：二米饭（大米45克、小米40克），排骨烧茄子（排骨70克、茄子100克、植物油4克），枸杞扒白菜（枸杞10克、大白菜100克、植物油2克）
食谱三	早餐：花卷（面粉70克、玉米粉30克），煮鸡蛋1个，西葫芦口蘑汤（西葫芦50克、口蘑50克、黄瓜60克、虾皮2克、植物油2克），腰果6克 加餐：番石榴100克 午餐：紫米红豆饭（紫米35克、大米50克、红豆30克），苦瓜拌牛肉（苦瓜100克、牛肉45克、植物油3克），鸡丝炒百合（鸡肉30克、鲜百合70克、植物油3克） 加餐：草莓（100克） 晚餐：牛奶燕麦饭（燕麦50克、大米60克、花生4克、牛奶130克），清蒸草鱼（草鱼50克），青椒炒肉（青椒160克、鸡胸肉25克、植物油3克）

注：本食谱中所列举的材料用量都是生重。

关于具体饮食分配需要根据个人身体情况和血糖控制好坏程度，每天进行调整。在应用交换分法安排饮食的初期，建议糖尿病患者每天测定和记录餐前、餐后2小时血糖，并进行对比，找到最适合自己的饮食方法。应用食物交换份法时，食物生熟量是可以互换的，如50克大米（生重）可以和130克米饭（熟重）互换；同类食物也可以互换，如表2-6中，25克小米可以和35克馒头互换。在制作食谱的过程中，可能会涉及到一些生熟重转换及单位换算，可参照表1-15至表1-17。

表1-15　常见的3种食物生熟重转换量

名称	生重（克）	熟重（克）
大米	50	130（米饭）
面粉	50	75（馒头）
肉食	50	35

表1-16　常用度量单位参考

重量	容量
1两=50克	1茶匙=5克
1斤=10两=500克	1汤匙=3茶匙=15克
1盎司=30克	1盎司（液体）=30克
1磅≈450克	1杯=240克

表1-17　常见食物称量

食物	转换量
植物油	1汤匙=10克
糖	1汤匙=15克
面粉	1汤匙=10克

最易被忽视的饮食细节

治疗糖尿病是需要长期坚持的过程，很多糖尿病患者可能一开始都很遵守原则，但慢慢地就忽略了一些重要的细节，这里列出几条糖尿病患者在日常生活中容易忽视的细节，只要稍加注意，降糖的旅程就会轻松许多。

🍚 1.正确的进餐顺序

糖尿病患者不能忽视正确的进餐顺序，"先菜后饭，血糖减半；先饭后菜，血糖翻番"。按照蔬菜-主食-肉类-汤的顺序进餐，能帮助糖尿病患者不自觉地控制进食量，调整饮食结构。吃饭时可以先吃粗纤维的蔬菜，以增加饱腹感，这样就能不自觉地减少主食的摄入。主食应少稀多干，多吃一些富含膳食纤维的食物，如小米、窝头等，这些粗粮在胃里消化的时间长，血糖上升较慢，可以有效抑制糖尿病患者餐后血糖升高。糖尿病患者要尽量少摄入高油脂的食物，所以肉类等食物应在主食后食用。糖尿病患者吃了一定数量的主食后，摄入的肉类自然就会相应减少。把汤放到最后喝，因为先喝汤，很快就会感觉饱了，但不久又会感到饥饿，只能再吃些别的食物充饥，这样不利于糖尿病患者的血糖控制。

🍚 2.养成细嚼慢咽的饮食习惯

糖尿病患者吃饭时要细嚼慢咽，切忌狼吞虎咽。食物在口腔内反复咀嚼时，可以刺激唾液的分泌，唾液中含有许多消化酶，有助于食物的消化。延长食物的咀嚼时间，还可以反射性地刺激胃液的分泌。细嚼慢咽还可使食物充分地与唾液混合，食物到了胃肠道才能更好地被消化吸收，也可因延长进餐时间，即使减少食量也有饱腹感。反之，狼吞虎咽则会带来很多不益之处，影响食物营养成分的充分吸收。

有实验证明，粗嚼者比细嚼者要少吸收蛋白质13%、脂肪12%。人在进食时，咀嚼五分钟后，食欲才会下降。这一现象与大脑中负责食欲的部位有关，当它接受从舌头等部位传来的相同的刺激过多时就会变得迟钝，从而不再嘴馋，故咀嚼的时间必须长一些才能达到食欲下降的目的。否则短时间的咀嚼，只能使人胃口大开，极易造成食物摄入过多。

● 3.选择合适的烹调方法

各种粮食对血糖的影响不同，烹调方法对血糖也有影响。总的来说，粮食做得越稀、越烂，消化、吸收得就越快、越充分，血糖也就越高。比如，100克大米如果做干饭，血糖升高的程度就不如同等重量大米熬成稀粥吃下去对血糖影响那么大。可见，影响血糖的不只是粮食的种类和重量，还有粮食的烹饪方法。

所以，在选择烹调方式时也应予以考虑。当然，并不是说糖尿病患者不能喝粥。其实粥是很好的食品，量大、容易饱腹。虽说血糖指数较干食大，但患者可以少吃。

糖尿病患者在烹调食物时应注意以下原则：①烹调时不要使用太多的调味料，应尽量清淡，注意低盐、低油，或者可以使用代糖来调味。②如用代糖作为调味料，应注意选择合适的品牌，并根据烹饪的饮食种类，进行用量的调整。③煮粥时在大米中加入适量绿豆、薏米、红豆等粗杂粮，不仅营养更丰富，还能防止餐后血糖迅速升高。④大部分的中药材具有糖分，应注意不要煮太久或煮太烂。

● 4.适量摄入粗粮

粗粮含有较多膳食纤维，有一定延缓餐后血糖升高、降脂、通便的功效。然而，对糖尿病患者来说，粗粮是一把"双刃剑"，如果不加控制地超量摄取，可能会造成诸多问题。

①糖尿病患者如果大量进食粗粮，可导致一次性摄入大量不溶性膳食纤维，可能加重胃排空延迟，造成腹胀、早饱、消化不良，甚至还可能影响下一餐的进食。②糖尿病患者大量进食粗粮，在延缓糖分和脂类吸收的同时，也在一定程度上阻碍了部分常量和微量元素的吸收，特别是钙、铁、锌等元素，同时也会降低蛋白质的消化吸收率。③伴有胃轻瘫的糖尿病患者大量进食粗粮，可能加重胃轻瘫并导致低血糖反应。注射胰岛素的糖尿病患者尤其应注意这一点。因此，糖尿病患者应明确粗粮并非多多益善。科学的做法是粗细搭配，一般的比例为粗粮1份搭配细粮3~4份。这样既能发挥粗粮的功效，又能避免粗粮进食过多产生的不良反应。

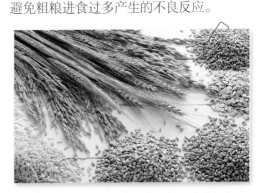

粗粮在一定程度上能延缓餐后血糖升高，但不宜过多食用，最好和细粮搭配。

5.吃水果宜把握好时间和数量

水果一般应作为加餐食品，也就是在两次正餐中间或睡前一小时吃，这样就避免一次性摄入过多的碳水化合物而使胰腺负担过重，一般不提倡在餐前或餐后立即吃水果，否则会令血糖急速上升。在饥饿时或者体力劳动后，可将吃水果作为补充能量和营养素的方法之一。

吃水果的具体时间通常为上午九点半到十点半这段时间，下午时间最好是三点半左右，晚上如果要吃水果，那么饭后一小时或睡前一小时这段时间是最科学的。

根据水果对血糖的影响，糖尿病患者每天可食用水果100克左右，同时应减少约25克主食，这样可使每日摄入的总热量保持不变。

总之，糖尿病患者吃水果的大前提是：不宜多吃，可根据病情在总热量范围内适量地吃。同时，糖尿病患者还应自己摸索自身的规律。如果有条件，还应在吃完水果后1~2小时内检测血糖和尿糖，对确定能不能吃这种水果、吃得是否过量大有神益。

6.糖尿病患者宜摄取充足的维生素和无机盐

凡是病情控制得不好的患者，易并发酮症酸中毒，要注意补充维生素和无机盐，尤其是B族维生素消耗增多，应补充B族维生素制剂，以改善神经症状。粗粮、豆类、蛋、动物内脏和绿叶蔬菜含B族维生素较多，新鲜蔬菜含维生素C较多，应注意补充。病程长的老年糖尿病患者应注意钙和锌的供给充足，防止骨质疏松和牙齿脱落。乳及乳制品含钙丰富，而且吸收率高。水产品中小虾皮含钙特别高，其次

是海带。含钙丰富的食品还有豆制品、坚果及蔬菜等。

动物性食物含锌丰富且吸收率高，以牡蛎、鲱鱼含锌最高，肉类、肝脏、蛋类次之。我国营养学会推荐锌的摄入量为每天15毫克。

老年糖尿病患者中，饮食中应增加铬的含量。铬能够改善糖耐量，降低血清胆固醇和血脂，含铬的食物有酵母、牛肉、肝、蘑菇等。

7.适量食用南瓜粉

南瓜属葫芦科草本植物，有补中益气、润肺化痰的作用。研究表明，南瓜中含有丰富的果胶和微量元素钴，果胶可延

缓肠道对糖和脂质的吸收，微量元素钴是胰岛细胞合成胰岛素所必需的微量元素，因而常吃南瓜有助于防治糖尿病。但南瓜

中含有一定量的糖，过多食用也会引起血糖增高。所以，糖尿病患者可把南瓜制成南瓜粉，以便长期少量食用。

制作南瓜粉的主要步骤为：选择成熟的南瓜，洗净后去皮去籽，切成细丝；将南瓜丝放入清水中浸泡一小时后取出，晾干；把南瓜丝放入烤箱，以60～80℃烘烤8小时，或用铁锅炒脆；将松脆的南瓜丝磨碎，储存于密封容器内备用。患者每次可取一至两匙（30～40克）南瓜粉，放入适量的温开水中调匀后服用，每日3次，连服15天，然后可根据血糖下降情况再适当增减南瓜粉的服用量。

😋 8.糖尿病患者宜谨记糖尿病饮食歌 ⸺⸺⸺⸺○

糖尿病的饮食是糖尿病治疗的重要组成部分，科学合理地进食，对血糖的控制、糖尿病病情的控制、预防并发症的发生都有重大的意义。以下是前人在治疗糖尿病的过程中总结出来的糖尿病饮食歌，糖尿病患者宜谨记：

清淡素质最为佳，粗制杂面并不差；
一日三餐七分饱，饥饿可配菜豆渣。

日用脂肪选素油，多用调拌少烹炸；
甘肥咸食均不宜，贪杯痛饮更可怕。

体弱消瘦口发馋，可食瘦肉鸡鱼鸭；
适量水果桃为美，想吃甜食配南瓜。

菜豆薏米小麦粥，清热利湿效堪夸；
青菜桃仁治头晕，芥菜降糖也降压。

消瘦多食骨头汤，肥胖病人食南瓜。
莲子芡实治尿频，二目昏花杞菊茶。

蔬菜瓜果豆制品，家常菜肴营养佳。
控制饮食加药疗，出现症状早诊查。

适当运动做气功，老年绽开长寿花。

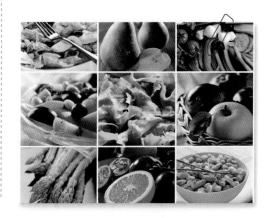

糖尿病患者不宜摄入过多脂肪，平时用油应以植物油为主，尤其是橄榄油，富含不饱和脂肪酸，能有效降低胆固醇，对糖尿病患者有利。

蔬菜瓜果富含矿物质和维生素，无论是从营养的角度还是从食疗的角度，都是糖尿病患者的首选食物，糖尿病患者可适量摄入，但不可贪多。

糖尿病患者最容易走进的饮食误区

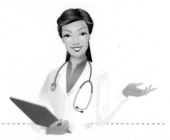

　　糖尿病患者以肥胖型居多，因此很多糖尿病患者嚷嚷着要减肥，以至于不吃主食，不吃早餐，更有甚者，用节食、断食等激进的方法来减肥。用过激的方式减肥，很可能加重糖尿病病情，适得其反，所以糖尿病患者应避免走入一些饮食误区。

1.不可忽略的主食

　　医学研究证明，对糖尿病患者的主食量不能控制得过低，否则会影响病情的控制。首先，适量的主食是葡萄糖的有效来源，葡萄糖是体内能量的主要来源，如来源缺乏，机体会分解脂肪提供能量，使酮体产生增多，若同时胰岛素分泌量不足，不能充分利用酮体时就有可能发生酮症酸中毒。

　　其次，在饥饿状态下，糖尿病患者体内升糖激素，如胰高血糖素、儿茶酚胺等，可使糖原分解且使糖的异生作用增强，引起反应性高血糖。

　　再次，糖尿病患者要适量摄取碳水化合物，主要包含糖类，人体内的主要脏器时刻离不了糖，如在休息状态下，脑细胞需要葡萄糖来维持正常的功能，人体每日将用去100~150克葡萄糖，所以，糖尿病患者每餐都要进食一定量的主食（淀粉类食物），来保证碳水化合物的摄入量。

2.晨起必须吃早餐

　　美国一项研究表明，与经常不吃早餐的人相比，每天吃早餐的人发生胰岛素抵抗的可能性要降低35%~50%，有助于控制血糖和降低心脏病的发病率。所以早餐对糖尿病患者尤其重要。如果不吃早餐，对人们的生活和健康会造成以下危害：

　　①影响热量供应。血糖是人体消耗的热量的主要来源，早晨起床时血糖水平本来就低，而大脑和肌肉同时开始消耗能量，使血糖水平继续下降，如果不吃早餐，人会感到倦怠、疲劳、暴躁、易怒、反应迟钝，大脑兴奋性降低，注意力不易集中，甚至出现低血糖反应。

　　②容易发胖。不吃早餐，中午饥饿感明显，从而进食过多，机体消耗不了的热量会转换成脂肪贮存于体内，使人发胖。

③营养不均衡。国外相关研究证明，不吃早餐或者早餐质量不好，可引起人体全天的热量和营养摄入不足，严重时还可能造成营养缺乏症，增加中风、心肌梗死的风险。

④影响血糖控制。不吃早餐，会让血糖暂时性地处于较低水平状态，一来可使患者发生低血糖反应，二来中餐和晚餐的摄入，会使血糖一下子达到高峰，不利于血糖的控制。

🍚 3.适量摄入植物油

日常生活中，我们食用的脂肪可分为两大类，一类是动物性脂肪，如烹调用的牛油、猪油、羊油等，还有肉、乳、蛋中的脂肪，这类脂肪除鱼油外，含饱和脂肪酸多，可使血清胆固醇升高。另一类是植物油，包括花生油、豆油、芝麻油、菜籽油、玉米油等，植物油除椰子油外，含不饱和脂肪酸多，有降低血清胆固醇的作用。

因此糖尿病患者应少食动物油，但是植物油也不是吃得越多就越好。正常人每天植物油摄入量应在25克以下。糖尿病患者及患有胰岛素抵抗综合征的患者应限制在20克以下。另外，植物油含不饱和脂肪酸高，在体内易氧化，产生过氧化物质和自由基。自由基损伤细胞膜，除会加重糖尿病及其并发症外，也与癌症有关。各种植物油在功效方面都有其独特之处，而且它们其中所含的脂肪酸的比例也不同，所以不偏食任何一种植物油，可保持膳食中的脂肪酸比例。

🍚 4.食盐摄入也应适量

摄入食盐过多可使血压升高，而高血压是引起糖尿病患者因并发症死亡的主要因素之一。

据估计，30%~75%的糖尿病并发症可归因于高血压，在并发有高血压的糖尿病病人中更易发生脑中风、冠状动脉粥样硬化、左室肥厚和间歇性跛行、蛋白尿、视网膜出血等，可见高血压是使糖尿病病人致残、死亡的主要诱因，所以糖尿病的有效治疗也包括血压的良好控制，这就需要病人限制盐的摄入量。

限制食盐也不是吃得越少越好，要根据疾病的程度、血压的高低、有无体内液体过多的情况及血钠的水平来确定。少数病人还要鼓励食用适量的盐，以使体内钠

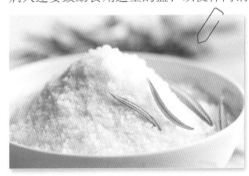

对于糖尿病患者，盐的摄入要适量，每日限制下5克以下。

达到一个平衡状态，有利于控制病人的血压及体液量。而对于血压升高显著、全身水肿明显、体液量明显增多者，就应严格控制食盐摄入。

5.瓜子、花生应适量食用

有人说，糖尿病患者这个不能动，那个不能多吃，吃点瓜子、花生总可以吧，这些食物既能解馋，糖分又不多，对血糖影响不大，所含的脂肪又是不饱和酸，可以随便吃了吧？这种看法看似有些道理，但还是不够全面、正确。花生和瓜子的优点确实很多，但它们毕竟是含丰富脂肪酸的植物种子，是一种高热量、高脂肪的食品。花生、瓜子和核桃所含热量比同等重量的猪肉还要高上几倍，大量食用肯定不利于体重的保持和血脂的控制，间接地也会影响血糖和血压的控制。所以，每天食用的花生或瓜子不宜超过一两把，否则会影响糖尿病的治疗。有的人喜欢看电视时吃花生、瓜子，剧情感人，手上无度，结果吃得过多，影响体重和血糖。有这种习惯的人最好先把要吃的花生、瓜子拿出来，其余的收起来，以免食入过多。

6.饮酒应注意

糖尿病患者是否能够喝酒这个问题，要由主治医生来做判断，判断的基准就在于糖尿病的控制状况是否良好。对于糖尿病控制状况不良的人来说，不论有任何理由，都要严禁摄取酒类，因为喝酒会让糖尿病控制状况恶化。若是长时间保持良好的控制状况，则可以在医师的限制范围内适量饮酒，符合以下条件的糖尿病患者可适量饮酒：

①血糖控制良好；②非肥胖者；③没有糖尿病以外的其他严重慢性疾病，如冠心病、肝病、溃疡病等；④没有糖尿病并发症，如眼底病变、肾脏病变、心脏病等；⑤肝功能正常。

此外，饮酒时，尤其注意不能与口服降糖药同时服用。如要饮酒应注意其热量，并列入每日总热量的计算中。饮酒时还要尽量使每日各种营养成分的摄入比例保持在相对稳定的状态下，从而避免饮食不足及过量。应避免喝有甜味的酒，切忌大量饮酒，避免空腹饮酒，饮酒前后要检测血糖，了解饮酒对血糖的影响。

7.不可用节食、断食法减肥

虽然我们提倡科学合理地节食，但是糖尿病患者采用绝食、断食等过于激烈的方法减肥是不对的。绝食、断食等只是一种依靠不进食来达到减肥效果的方法。由于不进食，人体就摄取不到任何营养素，而人体的新陈代谢在不停地消耗着能量，如果这种状态一直持续下去，因为没有任何外来的营养元素提供进来，新陈代谢就会开始动用囤积在人体内的多余脂肪，人会慢慢变得消瘦，从而达到减肥的目的。

这种方法虽然直接而有效，但是长时间下去，也容易因患有糖尿病而引发各种代谢异常，并且糖尿病代谢异常状况会逐渐恶化，进而会导致各种人体器官功能性障碍与多种疾病的产生。总之，这种激烈的方法会引发并发症，应避免使用。

8.只吃素不吃荤

很多糖尿病患者会"谈肉色变"，因为肉类食物含油脂和热量都很高，担心会因此而影响血糖的稳定，因此，每天只吃素食，其实这种做法是不正确的。糖尿病需要控制血糖，最重要的是控制每天食物的热量，但是，营养均衡也必不可少。

蛋白质、脂肪、碳水化合物、维生素、无机盐及微量元素、水、纤维素合称"七大营养素"。这七大营养素，人体缺一不可。肉类食物虽然高脂肪、高热量，但是其营养价值也是其他植物性食物无法替代的，其蛋白质含量高，并且含有植物性蛋白质所缺少的赖氨酸，而且，肉类食品中的营养素更容易被人体吸收。所以为了保证营养摄入充足，我们不主张只吃素，应该荤素搭配。

9.饮水也有学问

水是人体不可缺少的物质，糖尿病患者不应该限制饮水，反而要多饮水。一方面，当尿中葡萄糖浓度过高时，会产生一种渗透性利尿作用，使体内的水分跟随尿糖一起被过多地排出体外。由于体内水分过度丢失，血浆渗透压升高，刺激口渴中枢，使病人产生口渴的症状。多饮水实际上是对体内失水的一种补充，而且还有改善血液运输功能、促进循环、加快代谢及消除酮体等作用，是对人体失水的一种保护性反应。另一方面，糖尿病患者如果进食过多，会使糖的吸收增多，血糖浓度增高，而胰岛素又不能及时有效地分泌，尿中排出的糖更多，造成恶性循环。而多饮水不但不会使血糖进一步升高，反而可以稀释血液，降低血糖，对预防脑梗死、心肌梗死等并发症也有很大的好处。

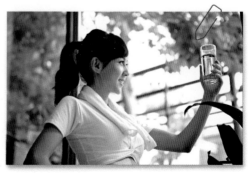

糖尿病患者宜多饮水，能改善餐后血糖浓度，对控制病情有利。

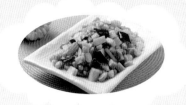
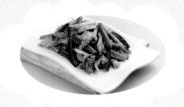
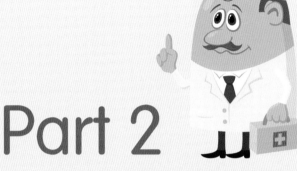

Part 2
会说话的特效降糖食谱

正确饮食对于糖尿病的治疗有着重要的意义，掌握正确的饮食疗法，除了谨记在第一章中介绍的相关知识外，还要选对合适的食物。

这里以适合糖尿病患者食用的食物为"根本"，推荐了相应的降糖食谱，为糖尿病患者提供更多的参考信息，能吃！会吃！轻松降糖全搞定！

鸭肉

稳定血糖，防治心血管疾病

鸭肉所含的脂肪较少，且多为不饱和脂肪酸，常食有助于降低胆固醇，对糖尿病患者有保健作用，还能预防由糖尿病引发的心血管疾病。

民间认为鸭是"补虚劳的圣药"，凡体内有热的人适宜食鸭肉，体质虚弱、食欲不振、发热、大便干燥和水肿的人食之更为有益，还适宜癌症患者及放疗化疗后，肝硬化腹水、肺结核及慢性肾炎浮肿者食用。

对受凉引起的不思饮食、胃部冷痛、腹泻清稀、腰痛及寒性痛经以及肥胖、动脉硬化、慢性肠炎应少食；感冒患者不宜食用。

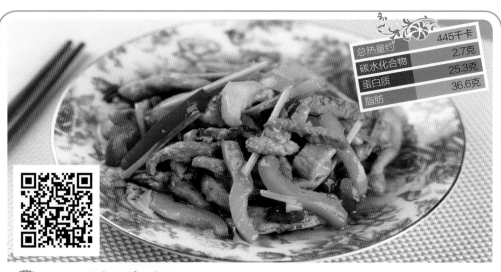

总热量约	445千卡
碳水化合物	2.7克
蛋白质	25.3克
脂肪	36.6克

特别推荐 滑炒鸭丝　　▶ 降低胆固醇

材料 鸭肉160克，彩椒60克，香菜梗、姜末、蒜末、葱段各少许，盐4克，鸡粉1克，生抽、料酒4毫升，水淀粉、食用油各适量

做法 ①彩椒洗净切成条；香菜梗洗净切段；鸭肉洗净切丝，放生抽、料酒、盐、鸡粉、水淀粉、花生油腌渍10分钟至入味。
②用油起锅，下入蒜末、姜末、葱段爆香；放入鸭肉丝，加入料酒、生抽、彩椒、盐、鸡粉炒匀。倒入水淀粉勾芡，放入香菜段炒匀；盛出装盘即可。

兔肉

补充人体必需的氨基酸，防治动脉硬化

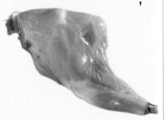

兔肉富含卵磷脂，所含的脂肪和胆固醇均低于其他肉类，而且脂肪又多为不饱和脂肪酸，含有多种维生素和8种人体必需的氨基酸，还含有较多人体最易缺乏的赖氨酸、色氨酸，适合高胆固醇的糖尿病患者食用。

兔肉所含卵磷脂还有保护血管壁、防止动脉硬化的功效，能提高记忆力，防止脑功能衰退，非常适合肥胖型糖尿病患者食用，能预防糖尿病性心脑血管疾病。

兔肉性偏寒凉，凡脾胃虚寒所致的呕吐、泄泻者忌用，孕妇及经期女性、有明显阳虚症状的女子也不宜食用。

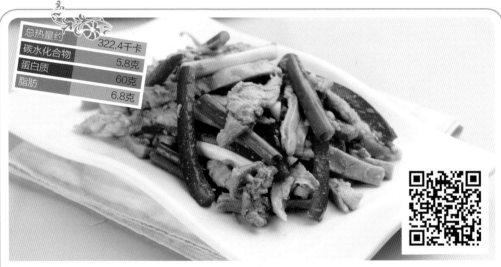

总热量约	322.4千卡
碳水化合物	5.8克
蛋白质	60克
脂肪	6.8克

特别推荐 葱香拌兔丝

▶ 保护血管、防动脉硬化

材料 兔肉300克，彩椒50克，葱条20克，盐、鸡粉各3克，生抽4毫升，陈醋8毫升，芝麻油少许

做法 ①彩椒洗净切丝；葱条洗净切小段。
②锅中注入适量清水烧开，倒入洗净的兔肉煮熟。
③放凉后切成肉丝，装入碗中，倒入彩椒丝、蒜末、盐、鸡粉、生抽、陈醋、芝麻油拌匀，撒上葱段，匀速搅拌一会儿，至食材入味，装盘即成。

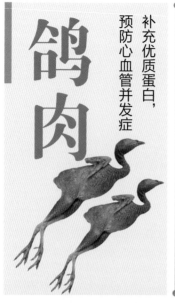

鸽肉

补充优质蛋白，预防心血管并发症

鸽肉是糖尿病患者补充优质蛋白质的主要肉食之一，能补肝益肾、益气补血，适合消瘦型糖尿病患者食用。对糖尿病患者来说，鸽肉所含的维生素B_1、维生素B_2在糖尿病的辅助治疗中具有独特的疗效。

鸽肉中含有的维生素A、B族维生素和维生素E，对眼睛、周围神经和心血管有保护作用。其富含的优质蛋白质可预防糖尿病并发心血管疾病及眼病。

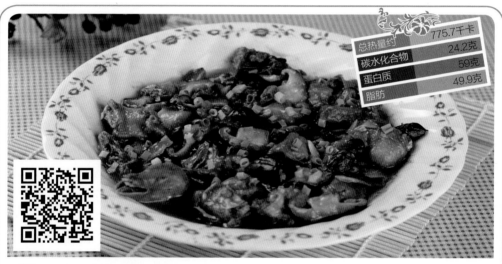

总热量约	775.7千卡
碳水化合物	24.2克
蛋白质	59克
脂肪	49.9克

（特别推荐）香菇蒸鸽子 ▶ 补充优质蛋白

材料 鸽子肉350克，鲜香菇40克，红枣20克，姜片、葱花各少许，盐2克，鸡粉2克，生粉10克，生抽4毫升，料酒5毫升，芝麻油、食用油各适量

做法 ①香菇洗净切丝；红枣洗净去核；鸽子洗净，斩成小块。
②鸽肉装入碗中，加入鸡粉、盐、生抽、料酒、姜片、红枣、香菇丝、生粉、芝麻油拌匀上浆，腌渍入味。
③腌渍好的食材放入蒸盘，放入蒸锅用中火蒸约15分钟，食材熟透后取出，撒上葱花即成。

鸡肉

提高免疫力，
保护胰岛细胞

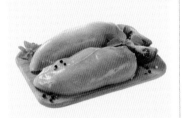

鸡肉含有丰富的优质蛋白，且容易被人体吸收，而糖尿病患者蛋白质的消耗量比正常人要快，所以鸡肉是糖尿病患者良好的蛋白质来源。

鸡肉营养丰富，有良好的滋补作用，尤其适合体虚的糖尿病患者食用。鸡脯肉中含有的B族维生素，具有恢复疲劳、保护皮肤的作用。

鸡肉性温，多食容易生热动风，因此不宜过食。外感发热、热毒未清或内热亢盛者；黄疸、痢疾、疳积和疟疾患者；肝火旺盛或肝阳上亢所致的头痛、头晕、目赤、烦躁、便秘等患者忌食。

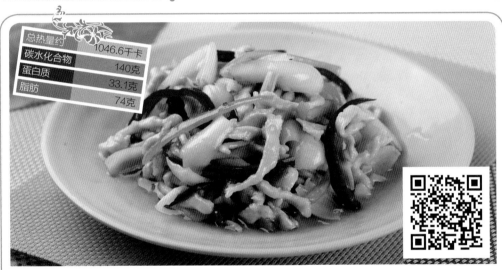

总热量约	1046.6千卡
碳水化合物	140克
蛋白质	33.1克
脂肪	74克

特别推荐 鸡丝炒百合

▶ 强化血管、预防癌症

材料 鸡胸肉300克，鲜百合70克，青红椒丝、姜丝各少许，料酒、盐、味精、水淀粉各适量

做法 ①鸡胸肉洗净切丝，加盐、味精、水淀粉、食用油腌渍；加盐的沸水锅中倒入已洗净的鲜百合片煮熟，捞出沥干；将鸡肉丝余烫至片刻后捞出。
②油锅烧至五成热，放入鸡肉丝，滑油后捞出；锅留底油，倒入青红椒丝、姜丝爆香；倒入鸡胸肉、百合，加料酒、盐、味精、水淀粉翻炒、勾芡即可。

牛肉

促进胰岛素合成，控制血糖

牛肉中的硒可促进胰岛素的合成，所以适量吃些牛肉对控制血糖有一定的好处。

牛肉还可补中益气、滋养脾胃、强健筋骨、化痰息风、止渴止涎，适宜于中气下隐、气短体虚、筋骨酸软、贫血、消渴及面黄目眩的糖尿病患者食用。

牛肉中锌含量很高，能支持蛋白质合成，增强肌肉力量，提高胰岛素合成的效率。牛肉所含的镁元素，可提高胰岛素合成代谢的效率，预防心脑血管并发症。

患皮肤病、肝病、肾病的患者慎食牛肉。

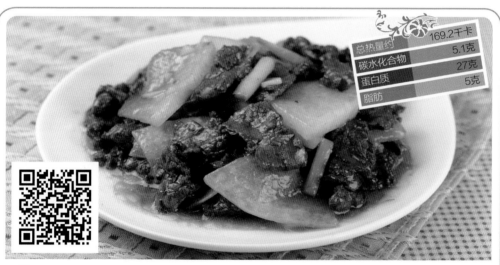

总热量约	169.2千卡
碳水化合物	5.1克
蛋白质	27克
脂肪	5克

特别推荐 牛肉炒冬瓜 ▶ 提高胰岛素合成率

材料 牛肉135克，冬瓜180克，植物油5克，姜片、蒜末、葱段各少许，盐3克，鸡粉2克，料酒3毫升，生抽4毫升，水淀粉、食用油各适量

做法 ①冬瓜去皮，洗净切片；牛肉洗净切片，放生抽、盐、水淀粉、植物油腌渍10分钟至入味。
②油锅烧至四成热，放牛肉片滑油至变色后捞出；用油起锅，放入姜片、蒜末、葱段爆香，倒入冬瓜翻炒。
③注入适量清水，翻炒至冬瓜熟软，放入牛肉片，加料酒、生抽、盐调味即成。

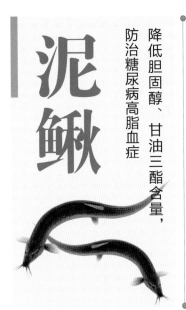

泥鳅

降低胆固醇、甘油三酯含量，防治糖尿病高脂血症

泥鳅中含有丰富的不饱和脂肪酸和卵磷脂，它们是构成人脑细胞中不可缺少的物质，因而泥鳅是心脑血管疾病、糖尿病患者的最佳食物。

泥鳅所含脂肪成分较低，胆固醇更少，属高蛋白低脂肪食品，且含一种类似甘碳戊烯酸的不饱和脂肪酸，有较强的抗氧化性，能够保护胰岛细胞免受自由基的损害，有利于人体抵抗血管衰老，预防糖尿病并发心脑血管疾病。

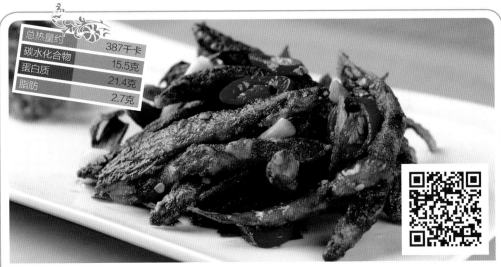

总热量约	387千卡
碳水化合物	15.5克
蛋白质	21.4克
脂肪	2.7克

特别推荐 蒜苗炒泥鳅

▶ 延缓衰老

材料 泥鳅200克，蒜苗60克，红椒35克，盐3克，鸡粉3克，生粉50克，料酒8毫升，生抽4毫升，水淀粉、食用油各适量

做法 ①蒜苗洗净切段；红椒洗净切圈；处理好的泥鳅加少许料酒、生抽、盐、鸡粉拌匀；再用生粉裹匀。油锅烧至六成热，放泥鳅炸至酥脆，捞出沥油。②锅底留油，放入切好的蒜苗、红椒炒香；倒入泥鳅翻炒片刻，淋入料酒翻炒，加入适量生抽、盐、鸡粉炒匀，倒入少许水淀粉翻炒均匀，盛出即可。

牡蛎

促进胰岛素分泌，调节血糖

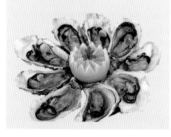

牡蛎所含丰富的矿物质能促进胰岛素分泌，有效调节血糖水平，同时也能为糖尿病患者补充丰富的矿物质，是不可多得的佳品。

牡蛎中含锌量很高，食用后可增加胰岛素的敏感性，辅助治疗糖尿病。

牡蛎所含的蛋白质中有多种优良的氨基酸，这些氨基酸有解毒作用，可以除去体内的有毒物质，其中的氨基乙磺酸，又有降低血中胆固醇浓度的作用，因此可预防动脉硬化等糖尿病血管并发症。

急慢性皮肤病以及脾胃虚寒、慢性腹泻便溏等病症者忌食牡蛎。

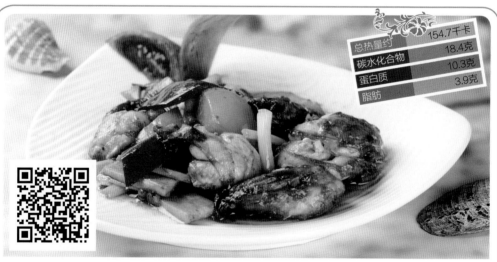

总热量约	154.7千卡
碳水化合物	18.4克
蛋白质	10.3克
脂肪	3.9克

特别推荐 姜葱生蚝

▶ 调节血糖、温中补肾

材料 生蚝肉180克，彩椒片、红椒片各35克，姜片30克，蒜末、葱段各少许，盐3克，鸡粉2克，白糖3克，生粉10克，老抽2毫升，料酒4毫升，生抽5毫升，水淀粉、食用油各适量

做法 ①生蚝肉处理干净，用开水稍煮，捞出沥干，放生抽、生粉腌渍入味。
②油锅烧至五成热，放生蚝肉炸至微黄，捞出沥油。
③锅底留油，放入姜片、蒜末、红椒片、彩椒片爆香；倒入生蚝肉、葱段、料酒、生抽、盐快速翻炒，倒适量水淀粉勾芡即成。

鳕鱼

降低糖尿病性心脑血管疾病的发病率

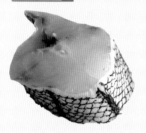

鳕鱼中富含不饱和脂肪酸EPA和DHA，能够降低糖尿病患者血液中的总胆固醇、低密度脂蛋白、三酰甘油的含量；还含有丰富的镁元素，对心血管系统有较好的保护作用，可降低糖尿病性心脑血管疾病的发病率。

中医认为，鳕鱼肉、骨、鳔、肝均可入药，对于跌打损伤、脚气、咯血、便秘、褥疮、烧伤、外伤的创面及阴道、子宫颈炎等有一定的食疗效果。

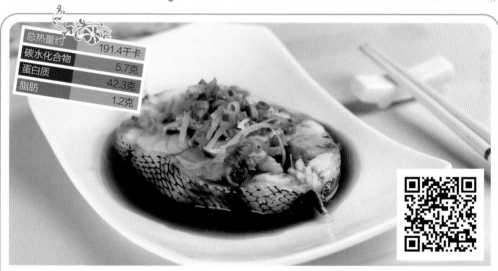

总热量约	191.4千卡
碳水化合物	5.7克
蛋白质	42.3克
脂肪	1.2克

特别推荐 香菇蒸鳕鱼 ▶ 稳定血糖、促进新陈代谢

材料 鳕鱼肉200克，香菇40克，泡发小米椒15克，姜丝、葱花各少许，料酒4毫升，盐、蒸鱼豉油各适量

做法 ①小米椒切碎；摘洗好的香菇切成条；洗净的鳕鱼装于碗中，放入料酒、盐拌匀，装入盘中，放入香菇，再放上米椒碎、姜丝。
②将鳕鱼放入烧开的蒸锅中，使用中火蒸8分钟。
③取出浇上少许蒸鱼豉油；撒上准备好的葱花即可。

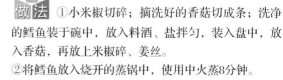

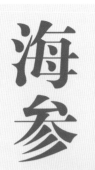

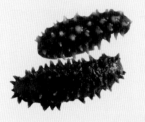

海参

提高机体免疫力，改善糖尿病并发肾病

海参含丰富的多糖，在机体中有降低血糖黏度的作用，非常适合糖尿病患者食用。

海参具有强大的修复再生功能，可修复受损和恢复失去活性的肾细胞，恢复肾脏功能，可改善糖尿病并发肾病。

海参中含有人体8种人体不能合成的氨基酸，可为糖尿病患者提供多种营养元素，有效预防血管病变等各种糖尿病并发症发生。

食用海参应注意，患感冒、咳痰、气喘、急性肠炎、菌痢及大便溏薄等病者不宜食用。

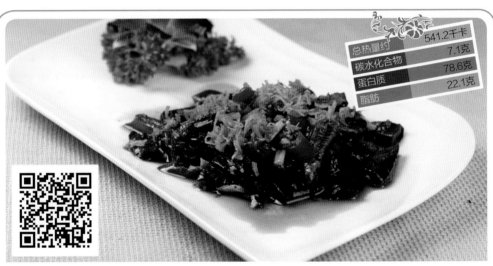

总热量约	541.2千卡
	7.1克
碳水化合物	78.6克
蛋白质	22.1克
脂肪	

特别推荐 干贝烧海参

▶ 降糖降压、增强免疫力

材料 水发海参140克，干贝15克，红椒圈、姜片、葱段、蒜末各少许，豆瓣酱10克，盐3克，鸡粉2克，蚝油4克，料酒5毫升，水淀粉、食用油各适量

做法 ①海参洗净切小块；干贝洗净，压成细末；开水中加少许盐和料酒，倒入海参稍煮，捞出沥干。②油锅烧至四成热，放干贝末炸约半分钟，捞出沥油；用油起锅，放入姜片、葱段、蒜末爆香，放入红椒圈、海参、料酒、豆瓣酱、盐翻炒片刻，至食材熟透。用水淀粉勾芡，盛出盘中，撒上干贝末即可。

带鱼

促进胰岛素分泌，
保护心血管

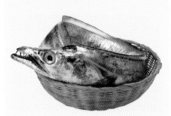

带鱼为高脂鱼类，其脂肪含量高于一般鱼类，且多为不饱和脂肪酸，这种脂肪酸的碳链较长，具有降低胆固醇、稳定血糖值的作用。

带鱼富含镁元素，有促进胰岛素分泌，维持血糖水平的功效，而且还对心血管系统有很好的保护作用；糖尿病患者食用带鱼还可有效预防糖尿病性脑血管、高脂血症、心血管疾病的发生。

带鱼每餐不可多食，否则易伤脾肾，诱发旧病，尤其是患有脾肾疾病的患者应忌食，带鱼属动风发物，凡患有疥疮、湿疹等皮肤病或皮肤过敏者忌食；癌症患者及红斑性狼疮之人忌食。

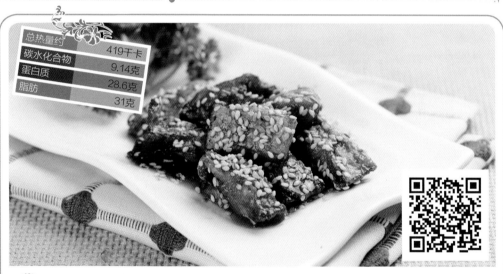

总热量约	419千卡
碳水化合物	9.14克
蛋白质	28.6克
脂肪	31克

特别推荐 芝麻带鱼　　　► 降低胆固醇

材料 带鱼140克，熟芝麻20克，姜片、葱花各少许，盐3克，鸡粉3克，生粉7克，生抽4毫升，水淀粉、料酒、辣椒油、老抽、食用油各适量

做法 ①带鱼处理干净，切成小块，放姜片、盐、鸡粉、生抽、料酒、生粉拌匀，腌渍15分钟至入味。②油锅烧至六成热，放入带鱼块炸至带鱼呈金黄色后捞出；锅底留油，倒入少许清水，加入适量辣椒油、盐、鸡粉、生抽煮沸；倒入适量水淀粉调成浓汁。淋入老抽，炒匀上色，放入带鱼块、葱花炒匀，撒上熟芝麻即可。

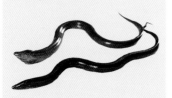

鳝鱼

保护胰腺β细胞，调节糖代谢

鳝鱼所含的特种物质"黄鳝素"，有清热解毒、凉血止痛、祛风消肿、润肠止血、健脾等功效，能降低血糖和调节血糖，对痔疮、糖尿病有较好的治疗作用，加之所含脂肪极少，因而是糖尿病患者的理想食品。

鳝鱼中还有一种天然的蛋白质，能改善糖代谢，有效调节血糖水平。

鳝鱼含有较多的维生素A，可以增进视力，能够防治夜盲症和视力减退，防治糖尿病患者并发眼部疾病。瘙痒性皮肤病、痼疾宿病、支气管哮喘、淋巴结核、癌症、红斑性狼疮等患者应忌食鳝鱼。

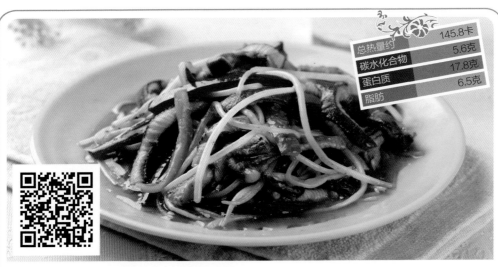

总热量约	145.8卡
碳水化合物	5.6克
蛋白质	17.8克
脂肪	6.5克

特别推荐 绿豆芽炒鳝丝

▶ 降低血糖，调节糖代谢

材料 绿豆芽40克，鳝鱼90克，青椒、红椒各30克，姜片、蒜末、葱段各少许，盐3克，鸡粉3克，料酒6毫升，水淀粉、食用油各适量

做法 ①洗净的红椒、青椒分别去籽切丝；处理干净的鳝鱼切丝装碗，放鸡粉、盐、料酒、水淀粉、食用油抓匀，腌渍10分钟至入味。
②用油起锅，放姜片、蒜末、葱段，爆香，放青椒、红椒炒匀，倒入鳝鱼丝翻炒，淋适量料酒，放洗好的绿豆芽。加适量盐、鸡粉调味，水淀粉勾芡即可。

鲫鱼

有助于控制血糖，提高免疫力

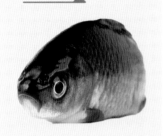

鲫鱼所含的蛋白质质优、齐全、易于消化吸收，是糖尿病、肝肾疾病，心脑血管疾病患者的良好蛋白质来源，可增加糖尿病患者机体的免疫力，有助于控制血糖。

鲫鱼有健脾利湿、和中开胃、活血通络、温中下气的功效，对脾胃虚弱的糖尿病患者有很好的滋补作用。

鲫鱼所含的氨基酸可以降低胆固醇、降低血液黏稠度，降低糖尿病患者并发心脑血管病的发病率。

感冒者、痛风者不能多食鲫鱼，会加重病情。

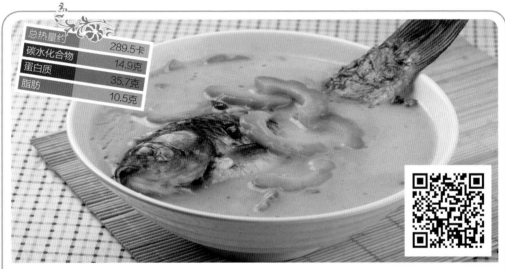

总热量约	
总热量约	289.5卡
碳水化合物	14.9克
蛋白质	35.7克
脂肪	10.5克

特别推荐 鲫鱼苦瓜汤

▶ 减轻胰岛器官的负担

材料 净鲫鱼400克，苦瓜150克，姜片少许，盐2克，鸡粉少许，料酒3毫升，食用油适量

做法 ①苦瓜洗净切开，去瓤切片；鲫鱼洗净。②用油起锅，放姜片爆香，放入鲫鱼用小火煎至两面断生；淋上少许料酒，再注入适量清水；加入鸡粉、盐，放入苦瓜片。用大火煮约4分钟至食材熟透，盛出即可。

鲤鱼

降低胆固醇，
防治动脉硬化

　　鲤鱼含有丰富的镁，利于降糖，保护心血管。糖尿病患者常食鲫鱼，可有效预防糖尿病性脑血管病、高脂血症、心血管疾病的发生，鲤鱼富含人体极易吸收的优质蛋白质，能供给人体必需的氨基酸，矿物质、维生素A和维生素D，对2型糖尿病患者缓解其症状有利。

　　鲤鱼的脂肪大部分是由不饱和脂肪酸组成，脂肪呈液态，具有良好的降低胆固醇的作用，如能长期食用，不仅能增加多种营养，维护健康，还能防治动脉硬化、高脂血症，预防糖尿病性心脑血管疾病。

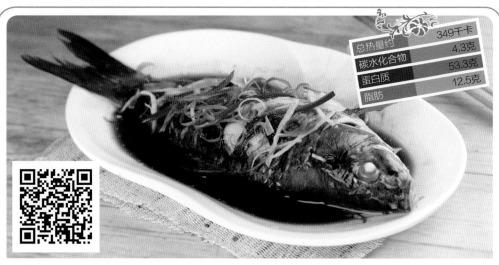

总热量约	349千卡
碳水化合物	4.3克
蛋白质	53.3克
脂肪	12.5克

特别推荐　豉油蒸鲤鱼

▶ 降低胆固醇

材料 净鲤鱼300克，姜片20克，葱条15克，彩椒丝、姜丝、葱丝各少许，盐3克，胡椒粉2克，蒸鱼豉油15毫升，食用油少许

做法 ①鲤鱼处理干净，摆上洗净的葱条、姜片，均匀地撒上少许盐腌渍一会儿。
②蒸锅上火，放入蒸盘，大火蒸7分钟至食材熟透。
③揭开盖，取出蒸好的鲤鱼，拣出姜片和葱条，撒上姜丝，放上彩椒丝、葱丝；撒上少许胡椒粉，浇上少许热油，最后淋入蒸鱼豉油即成。

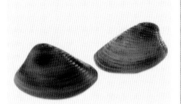

蛤蜊

降低血清胆固醇，保护心血管

蛤蜊的营养特点是高蛋白、高微量元素、高铁、高钙、少脂肪，可以满足糖尿病患者糖脂代谢异常导致的营养缺乏，又具有抗突变、降血糖作用，是防治中老年人糖尿病等各种慢性疾病的理想食品。

蛤蜊中还含有较为丰富的钙，糖尿病患者食用可以有效地防治骨质疏松症。

蛤蜊性寒，脾胃虚寒，腹泻便溏者，寒性胃痛腹痛者，女子月经来潮期间及妇人产后忌食。此外，蛤蜊一定要食用煮熟煮透的。

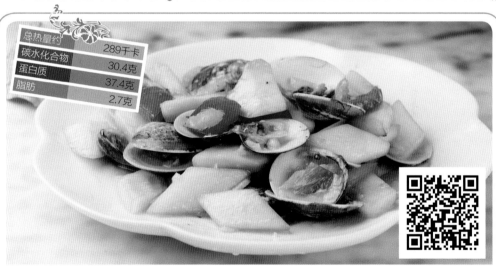

总热量约	289千卡
碳水化合物	30.4克
蛋白质	37.4克
脂肪	2.7克

特别推荐 葫芦瓜炒蛤蜊

▶ 补充蛋白质，增强免疫

材料 葫芦瓜350克，彩椒45克，蛤蜊230克，蒜末、姜片、葱段各少许，盐2克，鸡粉2克，蚝油10克，料酒10毫升，水淀粉5毫升，食用油适量

做法 ①去皮洗净的葫芦瓜切成厚片；洗好的彩椒切成小块；将洗净的蛤蜊打开，去除内脏。
②锅中注入适量清水烧开，放入葫芦瓜、彩椒焯烫后捞出；把蛤蜊倒入沸水锅中，汆煮片刻。
③用油起锅，放姜片、蒜末、葱段爆香，将葫芦瓜、彩椒、蛤蜊翻炒，加蚝油、料酒、盐、鸡粉调味即可。

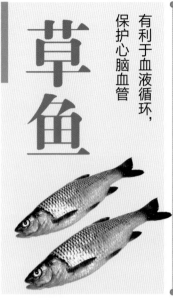

草鱼

有利于血液循环，保护心脑血管

草鱼含有丰富的硒元素，可改善体内组织细胞对胰岛素的敏感性，增强对血脂的控制作用，也有一定的辅助降糖功效。

草鱼含有丰富的不饱和脂肪酸，对血液循环有利，是心血管病人的良好食物。

草鱼中富含的铜是人体健康不可缺少的微量营养素，对于血液、中枢神经和免疫系统，头发、皮肤和骨骼组织以及脑子和肝、心等内脏的发育和功能有重要影响，常食草鱼可预防糖尿病心脑血管疾病。

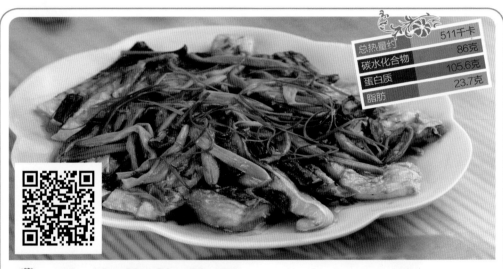

总热量约	511千卡
碳水化合物	86克
蛋白质	105.6克
脂肪	23.7克

特别推荐 黄花菜蒸草鱼

▶ 促进血液循环，抗肿瘤

材料 草鱼肉400克，水发黄花菜200克，红枣20克，枸杞、姜丝、葱丝各少许，盐3克，鸡粉2克，蚝油6克，生粉15克，料酒7毫升，蒸鱼豉油5毫升，芝麻油、食用油各适量

做法 ①洗净食材，红枣去核切块；黄花菜去蒂。②草鱼肉切块装碗中，撒上姜丝，放枸杞、红枣、黄花菜，再淋上料酒，加鸡粉、盐、蚝油、蒸鱼豉油搅拌匀，倒入少许生粉拌匀上浆，滴上少许芝麻油拌匀，腌渍至其入味。材料摆入蒸盘中，用大火蒸约10分钟至食材熟透，点缀上葱丝，再浇上少许热油即成。

海带

降低血糖，防治动脉硬化

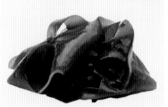

海带是迄今发现含碘量最高的食品，这种有机碘有类激素样作用，有助于提高人体内生物活性物质的活性，有利于促进葡萄糖和脂肪酸在肝脏、肌肉组织中的代谢和其作用，从而发挥降血糖和降血脂作用。

海带中含有大量膳食纤维，不仅具有减少葡萄糖吸收，稳定血糖的作用，还可降低血脂，协同海带多糖降低血清总胆固醇和甘油三酯含量，从而预防糖尿病并发动脉硬化等心脑血管疾病。

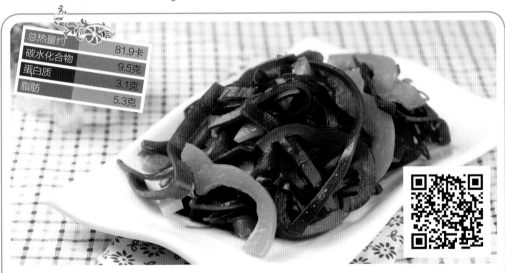

总热量约	81.9卡
碳水化合物	9.5克
蛋白质	3.1克
脂肪	5.3克

特别推荐 海带拌彩椒

▶ 稳定血糖，补充维生素

材料 海带150克，彩椒100克，蒜末、葱花各少许，盐3克，鸡粉2克，生抽、陈醋、芝麻油、食用油各适量

做法 ①将洗净的海带切丝；洗好的彩椒去籽切成丝，分别入沸水中焯煮约1分钟至熟，捞出备用。
②将彩椒和海带放入碗中，倒入蒜末、葱花，加入适量生抽、盐、鸡粉、陈醋，淋入少许芝麻油，拌匀调味，将拌好的食材装入碗中即成。

紫菜

提高免疫力，促进糖代谢

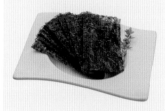

紫菜含丰富的紫菜多糖、蛋白质、脂肪、胡萝卜素、维生素等，其中的紫菜多糖能显著降低空腹血糖。

紫菜中含有丰富的钾，可以调节糖代谢，其所含丰富的碘可提高体内血糖的吸收，减少葡萄糖在血液中的滞留时间，促进糖和脂肪的代谢，都可以起到辅助降糖的作用。

紫菜中含有丰富的B族维生素，它作为关键酶的辅酶，在糖代谢中起重要作用，可减少糖尿病性神经病变。

紫菜一次食用不宜过多，尤其是消化功能不好、素体脾虚、腹痛便溏者。

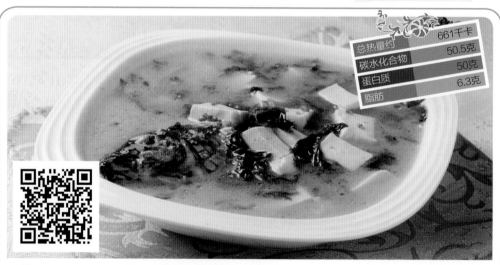

总热量约	661千卡
碳水化合物	50.5克
蛋白质	50克
脂肪	6.3克

（特别推荐）**豆腐紫菜鲫鱼汤** ▶ 预防心血管疾病

材料 鲫鱼300克，豆腐90克，水发紫菜70克，姜片、葱花各少许，盐3克，鸡粉2克，料酒、胡椒粉、食用油各适量

做法 ①将豆腐洗净，切小方块，装入盘中。
②用油起锅，放入姜片爆香；放入处理干净的鲫鱼，两面煎至焦黄色。
③淋入料酒，倒入清水，加入盐、鸡粉拌匀，用大火烧开，倒入豆腐；放入紫菜，加入适量胡椒粉拌匀，煮至食材熟透；盛入碗中即可。

白菜

降糖降脂、清热解毒、止咳化痰、利尿养胃

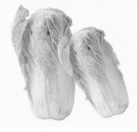

白菜中富含水分和膳食纤维，吃白菜有较强的饱腹感，可以减少糖尿病患者吃主食的量。其中的膳食纤维还能够减缓小肠对糖的吸收，并促进肠道蠕动，从而减慢餐后血糖的上升速度。

因为白菜中富含水分、膳食纤维及多种维生素、微量元素，常吃可稳定血糖，并减少小肠中脂肪的吸收，从而降低血脂，减少血液中低密度脂蛋白的含量，有助于预防和减缓动脉硬化、冠心病、脑血栓、高脂血症等多种糖尿病常见并发症的发生和发展。

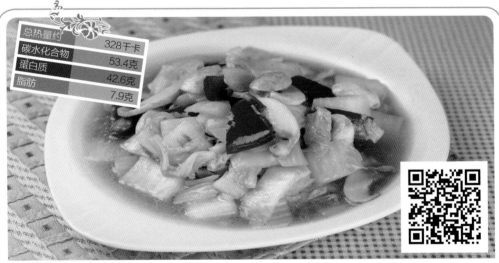

总热量约	328千卡
碳水化合物	53.4克
蛋白质	42.6克
脂肪	7.9克

特别推荐 口蘑烧白菜

▶ 保护心脏，降糖降压

材料 口蘑90克，大白菜120克，红椒40克，姜片、蒜末、葱段各少许，盐3克，鸡粉2克，生抽2毫升，料酒4毫升，水淀粉、食用油适量

做法 ①食材洗净，口蘑切片；大白菜、红椒切块。
②锅中注水烧开，倒入口蘑，再倒大白菜、红椒搅匀，续煮至全部食材断生后捞出沥干。
③用油起锅，放姜片、蒜末、葱段爆香，倒入焯煮好的食材炒匀。淋少许料酒，加鸡粉、盐、炒匀，再倒少许生抽翻炒至入味，水淀粉勾兑炒至熟透。

黄瓜

清热解暑、降糖降脂、减肥瘦身

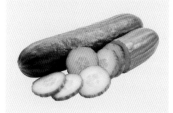

黄瓜的含水量很高，因此其他营养成分的含量相对较低，食用后容易让人产生饱腹感，所以吃黄瓜有助于减少主食的摄入量，并稀释胃内容物，减缓餐后血糖的升高速度，稳定血糖。

黄瓜中含有丙醇二酸，会抑制体内糖类转化为脂肪的过程，所以超重、肥胖的糖尿病患者宜常吃黄瓜，有助于减少脂肪的摄入，降低血脂、血压，减轻体重，预防高脂血症、动脉粥样硬化、冠心病等心脑血管疾病的发生。

糖尿病患者常伴有脂质代谢紊乱，体重迅速下降、脂肪含量过低的患者，不宜多吃黄瓜。

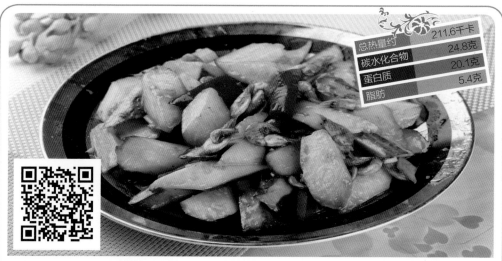

总热量约	211.6千卡
碳水化合物	24.8克
蛋白质	20.1克
脂肪	5.4克

特别推荐 金钩黄瓜

▶ 补益肾阳、理气开胃

材料 黄瓜220克，红椒35克，虾米30克，姜片、蒜末、葱段各少许，盐2克，鸡粉2克，蚝油5克，料酒4毫升，水淀粉3毫升，食用油适量

做法 ①洗净食材，黄瓜去皮切块；红椒去籽切块。
②用油起锅，放入姜片、蒜末、葱段爆香，倒入虾米炒匀，淋入料酒炒香，放入黄瓜、红椒炒匀。加少许清水，翻炒至食材熟软。
③放适量盐、鸡粉、蚝油炒匀，倒入适量水淀粉快速拌炒均匀即可。

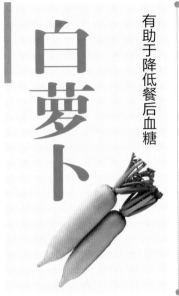

白萝卜

有助于降低餐后血糖

白萝卜因其富含纤维素，吃后容易产生饱胀感，还可以延缓食物的消化吸收，从而有助于降低餐后血糖。

白萝卜能促进胃肠蠕动，有助排便，也能减少肠道对糖类的吸收，能有效能预防血糖的升高。现代研究发现，白萝卜不含草酸，含钙量较高，是机体补钙的好来源，补钙有助于改善糖尿病患者的骨质疏松症，并纠正细胞内缺钙和对抗糖尿病并发肾病的发展。

白萝卜虽能降糖，但也不能多吃，尤其是脾胃虚寒、有慢性胃炎或胃溃疡的糖尿病患者。

总热量约	108.6千卡
碳水化合物	13.8克
蛋白质	4克
脂肪	0.4克

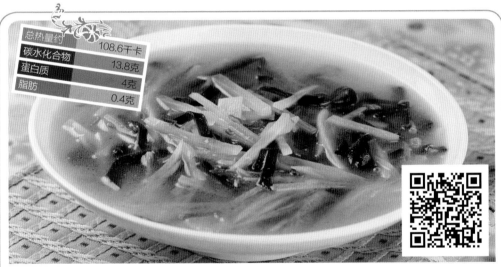

（特别推荐）**白萝卜海带汤** ▶ 降脂减肥，增强人体免疫力

材料 白萝卜200克，海带180克，姜片、葱花各少许，盐2克，鸡粉2克，食用油适量

做法 ①洗净食材，白萝卜、海带均切成丝。
②用油起锅，放姜片爆香，倒白萝卜丝炒匀，注入适量清水，盖上盖，烧开后煮3分钟至熟。揭盖，稍加搅拌，倒入海带，拌匀，煮沸，放入适量盐、鸡粉，用勺搅匀，煮沸，盛出装入碗中，再放上葱花即可。

茄子

保持血管弹性，防治糖尿病眼病和肾病

茄子含糖量低、营养价值高，虽然没有直接的降低血糖作用，但是其含有的丰富维生素P，可以协同维生素C，起到保持毛细血管弹性的作用，尤其是对微血管具有很好的保护作用，能提高微血管对疾病的抵抗力，减少高血糖对微血管的损伤。

茄子还有一定的抗炎、抗病毒作用，可调节糖尿病患者免疫力，减少糖尿病患者并发感染的几率。

茄子性凉，脾胃虚寒、哮喘者、妇女经期前后不宜多吃。

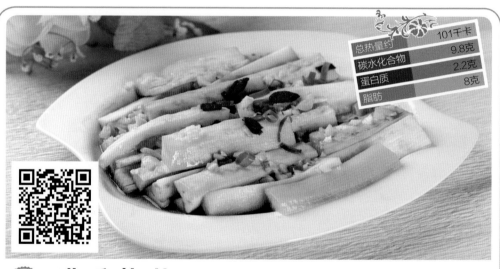

总热量约	101千卡
碳水化合物	9.8克
蛋白质	2.2克
脂肪	8克

（特别推荐）醋香蒸茄子

▶ 软化血管、预防脑血管疾病

 材料 茄子200克，蒜末、葱花各少许，盐2克，生抽5毫升，陈醋5毫升，芝麻油2毫升，食用油适量

做法 ①将洗净的茄子切成条，放入盘中，摆放整齐；将蒜末倒入碗中，加入适量盐、生抽、陈醋、芝麻油，拌匀制成味汁，浇在茄子上。
②把加工好的茄子放入烧开的蒸锅中，用大火蒸10分钟至熟透。取出蒸好的茄子，趁热撒上葱花，浇上少许热油即可。

魔芋

抑制餐后血糖升高，降低胆固醇

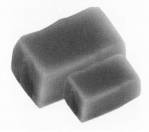

魔芋低热、低脂、低糖，含有大量葡甘露聚糖，吸水性强、膨胀性高，可以增加饱腹感，从而能减少主食等的摄入量，而且它不能被人体消化吸收，从而可以减缓餐后血糖上升速度，稳定血糖。

魔芋所含的丰富膳食纤维能加快肠道蠕动，在减少葡萄糖吸收的同时，能改善糖耐量和神经末梢对胰岛素的感受性，减轻胰脏的负担，使糖尿病患者的糖代谢处于良性循环。

生魔芋有毒，须煎煮3小时以上才可食用，魔芋性寒，且不易消化，消化不良、脾胃虚弱、伤寒感冒者应少食。

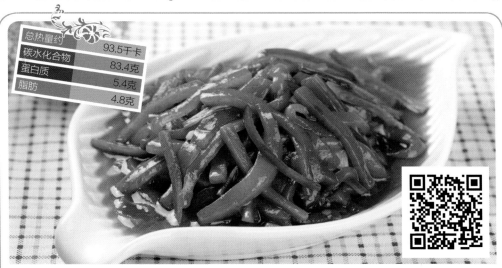

总热量约	93.5千卡
碳水化合物	83.4克
蛋白质	5.4克
脂肪	4.8克

（特别推荐）**清炒魔芋丝** ▶ 补充维生素、增强免疫力

材料 魔芋95克，胡萝卜40克，青椒25克，姜片、蒜末、葱段各少许，盐4克，鸡粉2克，豆瓣酱5克，生抽2毫升，水淀粉、食用油各适量

做法 ①食材洗净，胡萝卜、青椒、魔芋切成丝。
②锅中注水烧开，放盐搅匀，分别放胡萝卜、魔芋焯水，捞出沥干水分，备用。
③用油起锅，放姜片、蒜末、葱段爆香，倒入青椒炒匀，倒入魔芋和胡萝卜，翻炒匀。放鸡粉、盐、豆瓣酱、生抽调味，倒入水淀粉勾兑，快速炒匀即可。

芦笋

保护胰岛β细胞，调节血糖

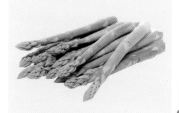

芦笋是一种药食两用的营养保健蔬菜，芦笋中所含的香豆素等活性成分有降低血糖的作用；芦笋中的维生素C、芦丁等抗氧化成分的含量也很高，能够保护胰岛β细胞等各种组织细胞不受自由基的损伤；其所含丰富膳食纤维也可帮助调节血糖。

中老年2型糖尿病患者若经常服食芦笋制品，不仅可以改善糖尿病症状，而且对糖尿病并发高血压病、视网膜损害以及肥胖病等症状多有较好的防治作用。

芦笋中的叶酸很容易被破坏，所以最佳的食用方法是用微波炉小功率热熟。

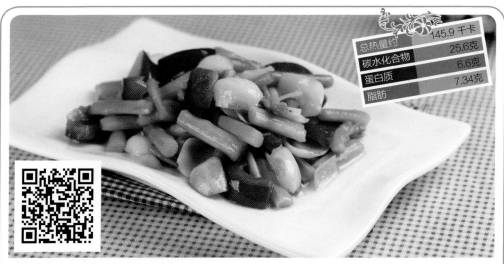

总热量约	145.9 千卡
碳水化合物	25.6克
蛋白质	6.6克
脂肪	7.34克

（特别推荐）**芦笋炒百合**　　▶ 舒缓压力、促进脂肪代谢

材料 芦笋150克，鲜百合60克，红椒20克，盐3克，味精3克，鸡粉3克，料酒3毫升，水淀粉10毫升，芝麻油、食用油各适量

做法 ①洗净食材，芦笋去皮切小段；红椒切片。②锅中注水烧开，加食用油，放芦笋段煮沸后捞出沥干。③用油起锅，倒入红椒片炒香，倒入芦笋、百合炒匀，淋入料酒炒香，加盐、味精。鸡粉炒匀调味，加少许水淀粉勾芡，淋少许芝麻油炒匀，盛出装盘即可。

菜菜

调节糖脂代谢，
改善糖尿病口渴症状

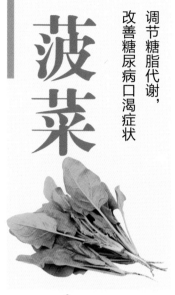

菠菜中含有的菠菜皂苷A、B，可以维持血糖水平的稳定，其膳食纤维含量很高，经常食用有利于调节糖尿病患者糖脂代谢。菠菜水分含量多，是辅助治疗糖尿病口渴喜饮症状的最佳蔬菜之一。

菠菜中含丰富的维生素和膳食纤维，可以控制糖和脂肪的吸收，稳定血糖、降低血脂含量，对预防动脉粥样硬化的形成，脑卒中、冠心病等心脑血管疾病的发生都有一定的预防和控制作用。

患有尿路结石、肠胃虚寒、大便溏薄、脾胃虚弱、肾功能虚弱等症者不宜多食菠菜。

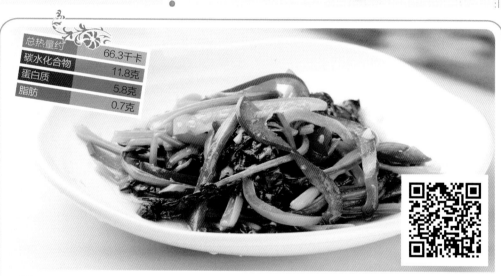

总热量约	66.3千卡
碳水化合物	11.8克
蛋白质	5.8克
脂肪	0.7克

特别推荐 蒜蓉菠菜

▶ 解毒杀菌、抗氧化

材料 菠菜200克，彩椒70克，蒜末少许，盐、鸡粉各2克，食用油适量

做法 ①洗净的彩椒切粗丝；洗好的菠菜切去根。
②用油起锅，放入蒜末爆香，倒入彩椒丝，翻炒一会儿，再放入切好的菠菜，快速炒匀至食材断生。加入少许盐、鸡粉，用大火翻炒至入味，关火后盛出炒好的食材，放入盘中即成。

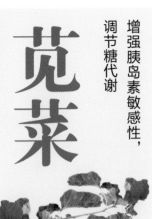

苋菜

增强胰岛素敏感性，调节糖代谢

苋菜含有丰富的铬和镁元素，在胰岛素敏感性及糖代谢的稳定中起着十分重要的作用，能降低糖尿病患者发生心脑血管疾病的危险，适宜糖尿病患者食用。

苋菜还含有丰富的铁、钙和维生素K，具有促进凝血、增加血红蛋白含量并提高携氧能力、促进造血等功能，对于增强体质、提高机体的免疫力、促进儿童生长发育、加快骨折愈合、减肥排毒、防止便秘和改善贫血症状等具有很好作用。

消化不良、腹满、肠鸣、大便稀薄等脾胃虚弱者要少吃或暂时不吃为好。

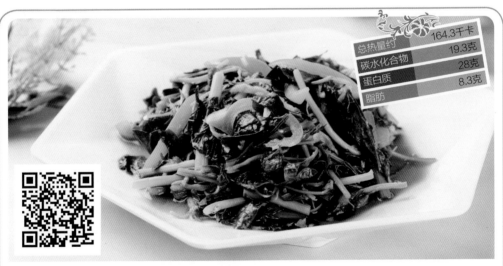

总热量约	164.3千卡
碳水化合物	19.3克
	28克
蛋白质	8.3克
脂肪	

特别推荐 银鱼干炒苋菜 ▶ 促进肠道蠕动、消肿解毒

材料 苋菜200克，水发银鱼干60克，彩椒45克，蒜末少许，盐、鸡粉各2克，料酒4毫升，食用油适量

做法 ①将洗净的彩椒切成粗丝；洗好的苋菜切成小段。
②用油起锅，放入蒜末，爆香，倒入洗净的银鱼干，再放入彩椒丝，快速翻炒一会儿，淋入少许料酒提鲜，倒入切好的苋菜，翻炒片刻至其变软。转小火，加入适量盐、鸡粉翻炒片刻，至食材入味即可。

韭菜

稳定血糖，预防口腔疾病

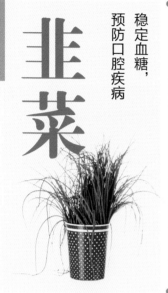

韭菜中所含的挥发油和含硫化合物以及钙、磷、镁、锌等微量元素具有促进血液循环、降低血脂、降低血糖的作用，对糖尿病及其合并高血压病、冠心病、高脂血症等症均有较好的防治作用。

韭菜中的膳食纤维具有减少糖类和脂肪吸收的功效，可稳定餐后血糖，对预防糖尿病并发肠胃疾病有积极意义。

患胃溃疡、十二指肠溃疡等症的患者以及消化不良或肠胃功能较弱的人吃韭菜后容易烧心，不适宜食用。

总热量约	614千卡
碳水化合物	19.9克
蛋白质	14.2克
脂肪	50.1克

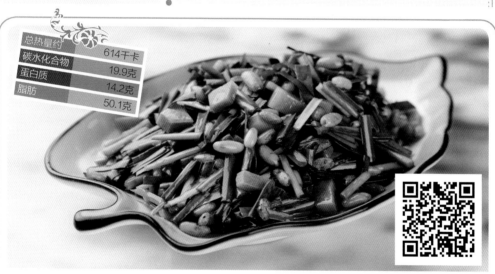

特别推荐 松仁炒韭菜

▶ 增进体力、促进血液循环

材料 韭菜120克，松仁80克，胡萝卜45克，盐、鸡粉各2克，食用油适量

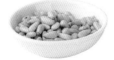

做法 ①洗净食材，韭菜切段；胡萝卜去皮切丁。分别焯水，捞出沥干。

②炒锅中注油，烧至三成热，倒入松仁轻轻拌匀，略炸至松仁熟透后捞出，沥干油。

③锅底留油烧热，倒入胡萝卜、韭菜，加入少许盐、鸡粉炒匀调味，再倒入松仁，快速翻炒至熟即成。

芹菜

降压降脂，预防
糖尿病并发高血压

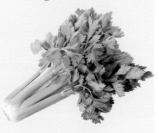

芹菜中的水分、膳食纤维含量都很高，既能减少主食的摄入量，又能减缓肠道对糖的吸收，降低餐后血糖的升高幅度，使糖尿病患者血糖相对稳定。

芹菜中丰富的黄酮类化合物有很好的抗氧化能力，可减少自由基对各组织器官细胞的损伤，预防及延缓各种慢性病的发生和发展，同时还具有降血压、降血脂、镇静、抗炎、调节免疫力、抗肿瘤等功效。

芹菜不可多食，其属光敏性的蔬菜，过量食用后，经过阳光照射容易导致光敏性物质代谢障碍，从而导致皮炎发生几率增加。

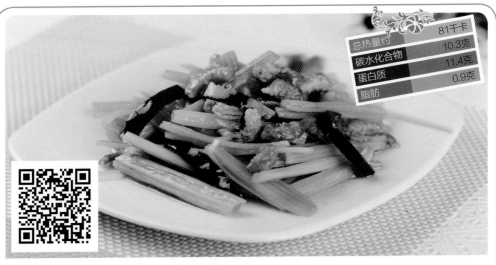

总热量约	81千卡
碳水化合物	10.3克
蛋白质	11.4克
脂肪	0.9克

特别推荐 清炒海米芹菜丝 ▶ 健脾开胃、预防动脉粥样硬化

材料 海米20克，芹菜150克，红椒20克，盐2克，鸡粉2克，料酒8毫升，水淀粉、食用油各适量

做法 ①洗净食材，芹菜切段；红椒去籽切丝。
②锅中注水烧开，放入海米，加少许料酒，煮1分钟后捞出。
③用油起锅，放入煮好的海米爆香，淋入适量料酒，炒匀，倒入芹菜、红椒，拌炒匀，加入适量盐、鸡粉炒匀调味，倒入适量水淀粉，翻炒均匀即成。

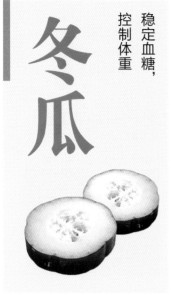

稳定血糖，控制体重

冬瓜

冬瓜中可溶性膳食纤维比较丰富，可以降低主食中的碳水化合物在肠道中消化、吸收的速度，减少脂肪的吸收，并促进胃肠蠕动、加速代谢废物的排出，对稳定糖尿病患者餐后血糖和控制体重都有很好的辅助效果。

冬瓜为高钾低钠食物，对糖尿病合并高血压、高脂血症及肾病者有较好的辅助作用。

冬瓜性寒，脾胃虚弱、久病泄泻、阳虚体质的人不宜吃，会加重病情。

冬瓜能使人体的尿素氮含量增高，可能导致肾衰竭现象的出现，所以，患有肾炎和肾衰竭等肾功能障碍的人也不宜吃冬瓜。

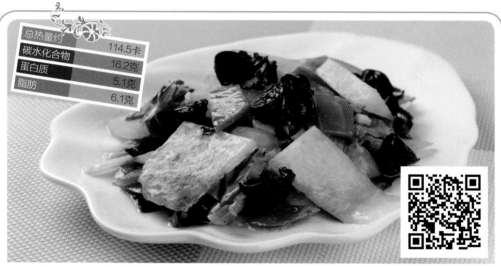

总热量约	114.5卡
碳水化合物	16.2克
蛋白质	5.1克
脂肪	6.1克

特别推荐 芥蓝炒冬瓜

▶ 降低血糖，利水消渴

材料 芥蓝100克，冬瓜250克，胡萝卜50克，水发木耳50克，姜片、蒜片、葱段各少许，盐3克，鸡粉2克，料酒10毫升，水淀粉15毫升，食用油适量

做法 ①洗净的胡萝卜去皮切片；洗净的木耳去除根部，切小块；洗净的冬瓜去皮除瓤，切块；洗净的芥蓝切段，分别入沸水中焯至全部食材断生，捞出。
②用油起锅，放姜片、蒜末、葱段，大火爆香，倒入焯煮好的食材，翻炒片刻，淋料酒，加盐、鸡粉，翻炒至入味，加少许水淀粉翻炒至熟透即可。

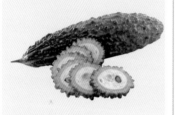

苦瓜

促进胰岛素分泌，稳定血糖

苦瓜中的生物碱和多肽物质可以抑制小肠对葡萄糖的吸收，并加强肌肉等组织对葡萄糖的利用、加速糖代谢，还能促进胰岛素的分泌，从而稳定血糖。

糖尿病患者由于血糖波动大，持续的高血糖会导致血管的损伤，苦瓜中富含的维生素C，可以维持血管、韧带等组织的弹性，预防牙龈出血发生，对糖尿病患者牙周疾病、口腔溃疡、舌干燥、等并发症的发生具有很好防治作用。

苦瓜熟食性温，生食性寒，因此脾虚胃寒者不宜生吃。儿童的肠胃功能较弱，不宜大量食用苦瓜，以免影响食欲。

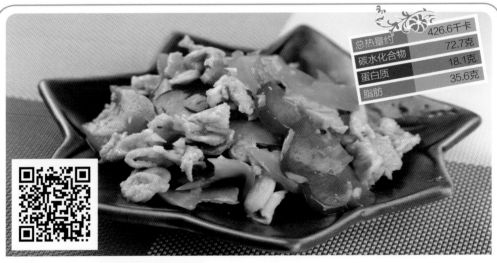

总热量约	426.6千卡
碳水化合物	72.7克
蛋白质	18.1克
脂肪	35.6克

特别推荐 苦瓜拌鸡片 ▶ 营养素互补，保护骨骼、牙齿和血管

 材料 苦瓜120克，鸡胸肉100克，彩椒25克，蒜末少许，盐3克，鸡粉2克，生抽3毫升，黑芝麻油、水淀粉、食用油各适量

 做法 ①苦瓜、彩椒切片，焯水备用。鸡胸肉切片后加盐、鸡粉、水淀粉、食用油腌渍10分钟。
②锅中注油，烧至四成热，倒入鸡肉片滑油至转色，捞出沥干油。
③取一大碗，倒入苦瓜、彩椒、鸡肉片，放蒜末，加盐、鸡粉、淋入生抽、芝麻油，拌至食材入味即可。

洋葱

改善心肌供血，防治糖尿病

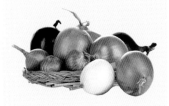

洋葱里有一种抗糖尿病的槲皮素，其作用类似常用的口服降血糖剂甲苯磺丁脲，具有刺激胰岛素合成及释放的作用，但是不会导致低血糖的发生。

洋葱中的前列腺素A能够扩张血管，改善心肌和各组织器官的供血，对糖尿病患者防治冠心病、高血压等并发症有益。

近年研究发现，洋葱还能能抑制糖尿病激素代谢异常所造成的骨钙流失，预防骨质疏松。

过量食用洋葱会产生胀气和排气过多，给人造成不适。皮肤瘙痒性疾病以及患有眼疾的人，应忌食洋葱。

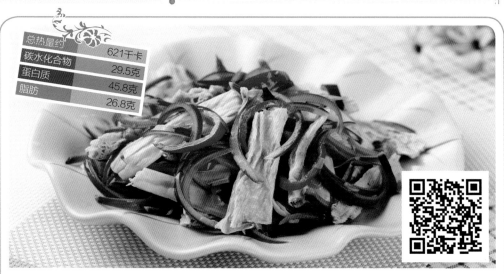

总热量约	621千卡
碳水化合物	29.5克
蛋白质	45.8克
脂肪	26.8克

特别推荐 洋葱拌腐竹

▶ 健脾开胃、增强免疫力

材料 洋葱50克，水发腐竹200克，红椒15克，葱花少许，盐3克，鸡粉2克，生抽4毫升，芝麻油2毫升，辣椒油3毫升，食用油适量

做法 ①洗净食材，洋葱、红椒切丝。
②热锅注油，烧至四成热，放入洋葱、红椒，搅匀，炸出香味后捞出。锅底留油，注水烧开，放入适量盐，倒入腐竹段搅匀，煮1分钟至熟捞出。
③将腐竹装入碗中，放洋葱、红椒、葱花，加盐、鸡粉、生抽、芝麻油、辣椒油，充分拌匀调味即可。

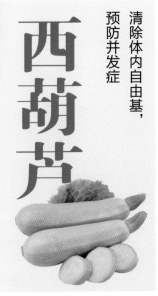

清除体内自由基，预防并发症

西葫芦

西葫芦是低脂肪、低糖的蔬菜，是糖尿病患者优选的蔬菜。西葫芦含有丰富的维生素C，可增强胰岛素的作用，调节血糖；西葫芦水分含量较高而热量很低，能产生饱腹感，从而减少主食的摄入，减缓餐后血糖的上升速度，有助于保持血糖的稳定。

西葫芦中的多糖类物质具有一定的抗氧化性，能够清除人体内产生的自由基，抑制其对组织细胞的损伤，从根本上预防冠心病等心脑血管疾病的发生。

烹调西葫芦时不宜煮得太烂，否则营养容易流失；其性寒凉，脾胃虚寒者不宜多食。

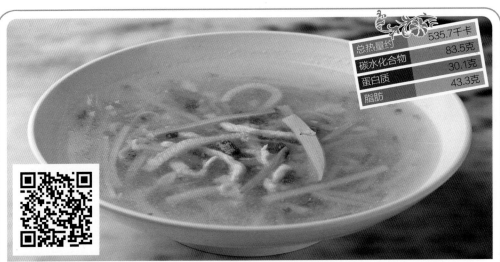

总热量约	535.7千卡
碳水化合物	83.5克
蛋白质	30.1克
脂肪	43.3克

特别推荐 ## 西葫芦鸡丝汤　▶ 提高免疫力、抗病毒、抗肿瘤

材料 西葫芦100克，鸡胸肉120克，虾皮30克，枸杞10克，姜片、葱花各少许，盐3克，鸡粉3克，水淀粉4毫升，食用油适量

做法 ①西葫芦、鸡胸肉洗净切丝；肉丝装碗，放入少许盐、鸡粉、水淀粉、食用油腌渍10分钟。
②锅中注入适量清水烧开，放入虾皮、姜片略煮片刻；再放枸杞，加少许食用油煮3分钟。倒入切好的西葫芦续煮2分钟；放入腌好的鸡肉丝煮至熟透，加入适量盐、鸡粉调味，装入碗中，撒上葱花即可。

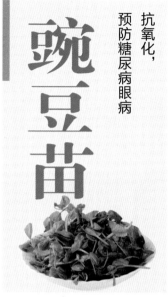

豌豆苗

抗氧化，
预防糖尿病眼病

豌豆苗中含维生素C、B族维生素、钙、镁、钾等多种营养成分，其富含的膳食纤维，有助于减缓肠道内糖类和脂肪的吸收，并刺激消化道蠕动，加速代谢废物的排出，可以降低餐后血糖的升高幅度，有助于血糖的稳定，还可辅助超重、肥胖者减轻体重。

豌豆苗中的胡萝卜素含量很高，胡萝卜素在肝脏内可转化为维生素A，是预防糖尿病眼病、保护视力的重要营养素。

豌豆苗中含有的维生素C和能分解体内亚硝胺的酶，还可以分解亚硝胺，具有抗癌防癌的作用。

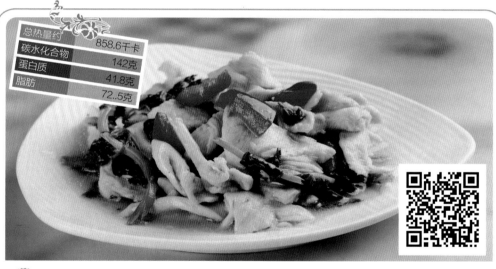

总热量约	858.6千卡
碳水化合物	142克
蛋白质	41.8克
脂肪	72.5克

特别推荐 豌豆苗炒鸡片　▶ 增强免疫力

材料 豌豆苗200克，鸡胸肉200克，彩椒40克，蒜末、葱段各少许，盐3克，鸡粉3克，水淀粉9毫升，食用油适量

做法 ①洗净食材，彩椒切小块；鸡胸肉切片，加盐、鸡粉、水淀粉、食用油腌渍10分钟至入味。
②锅中注水烧开，倒入鸡肉片汆至变色，捞出沥干。
③用油起锅，倒蒜末、葱段、彩椒炒匀，放鸡肉片翻炒，倒入豌豆苗炒至全部食材熟软。加盐、鸡粉调味，倒入适量水淀粉，快速翻炒均匀即可。

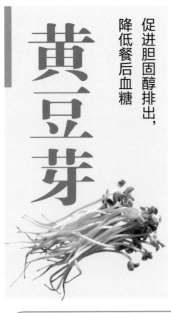

黄豆芽

促进胆固醇排出，降低餐后血糖

黄豆芽与黄豆相比，淀粉含量大大减少，但是其维生素C可达到黄豆原含量的六七倍之多，大量的维生素C可促进胆固醇排泄，防止其在动脉内壁沉积。

黄豆芽含有的维生素B_1可以促进肝糖原的合成，并促进胰岛素的分泌，从而降低餐后血糖。

黄豆芽中含有的维生素E能够保护各组织器官的细胞，避免自由基对人体的伤害，预防冠心病等心脑血管疾病的发生。

常吃黄豆芽能营养毛发，使头发保持乌黑光亮。虽然黄豆芽较黄豆易于消化，但由于性寒，慢性腹泻及脾胃虚寒者不宜食用。

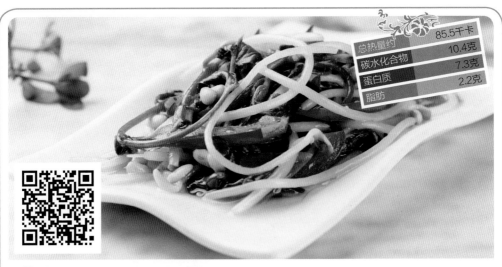

总热量约	85.5千卡
碳水化合物	10.4克
蛋白质	7.3克
脂肪	2.2克

特别推荐　马齿苋炒黄豆芽　▶ 清热解毒、利水祛湿

材料 马齿苋100克，黄豆芽100克，彩椒50克，盐2克，鸡粉2克，水淀粉4毫升，食用油适量

做法 ①洗净的彩椒切成条；马齿苋洗净；锅中注入适量清水烧开，放入少许食用油，倒入洗净的黄豆芽和彩椒焯烫后捞出，沥干水分，装入盘中待用。
②用油起锅，倒入马齿苋、黄豆芽、彩椒，翻炒片刻，加入盐、鸡粉、水淀粉快速翻炒匀即可。

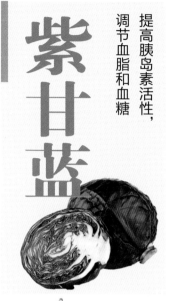

紫甘蓝

提高胰岛素活性，调节血脂和血糖

紫甘蓝含丰富的胡萝卜素、膳食纤维、钙、磷、铁等微量元素以及花青素等，可以促进机体代谢，增强免疫力。

紫甘蓝中的丙醇二酸，可有效阻止糖在人体内转化为脂肪；铬元素可提高胰岛素活性，对血糖和血脂都有良好的调节作用；花青素可以抑制血糖上升。

紫甘蓝含有丰富的B族维生素和维生素C，有助于减轻糖尿病视网膜病变和肾病危害。常食紫甘蓝还能降低胆固醇，预防心脑血管疾病的发生，对皮肤瘙痒、便秘等病症也有很好的食疗作用。

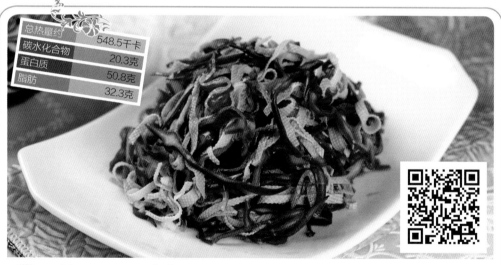

总热量约	548.5千卡
碳水化合物	20.3克
蛋白质	50.8克
脂肪	32.3克

特别推荐 紫甘蓝拌千张丝

▶ 保护心脑血管

材料 紫甘蓝200克，千张180克，蒜末、葱花各少许，盐3克，鸡粉3克，生抽4毫升，陈醋3毫升，芝麻油2毫升

做法 ①将洗净的千张、紫甘蓝切成丝。
②锅中注水烧开，加盐，倒入紫甘蓝丝，拌匀煮半分钟，加入千张丝再煮约半分钟捞出。
③将紫甘蓝丝和千张丝放入碗中，撒上蒜末、葱花，加入适量盐、鸡粉、生抽、陈醋拌匀，倒少许芝麻油，搅拌片刻，盛出装盘即可。

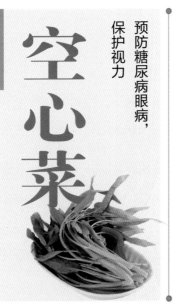

空心菜

预防糖尿病眼病，保护视力

空心菜中富含膳食纤维、胡萝卜素、钙、镁、钾、硒等营养物质。其膳食纤维有助于减缓肠道内糖的吸收速度、减少脂肪的吸收，可以降低餐后血糖的升高幅度，有助于血糖的稳定。

空心菜中钙、镁的含量比较高，虽然植物中的钙吸收率比较低，但对于需要控制饮食的糖尿病患者来说，食用空心菜不失为补充钙质的一个途径，可预防与辅助治疗钙缺乏和骨质疏松。

空心菜性寒滑利，体质虚弱、脾胃虚寒、大便溏泄者不宜多食，血压偏低、胃寒者慎吃。

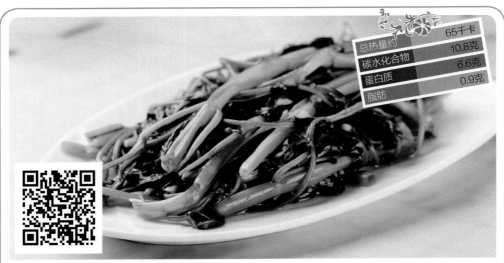

总热量约	65千卡
碳水化合物	10.8克
蛋白质	6.6克
脂肪	0.9克

特别推荐 蒜蓉空心菜 ▶ 凉血解毒、预防感染

材料 空心菜300克，蒜末少许，盐、鸡粉各2克，食用油少许

做法 ①洗净的空心菜切成小段，装入盘中。

②用油起锅，放入蒜末，爆香，倒入切好的空心菜，用大火翻炒一会儿，至其变软。

③转中火，加入少许盐、鸡粉，快速翻炒片刻，至食材入味。关火后盛出炒好的食材，装入盘中即成。

西蓝花

降低餐后血糖，提高糖尿病患者免疫力

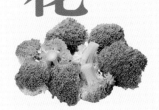

西蓝花属于高膳食纤维的蔬菜，能有效降低肠道对葡萄糖的吸收，从而发挥降低餐后血糖的作用。

西蓝花中含有的抗坏血酸成分，能增强肝脏的解毒能力、提高机体免疫力。糖尿病患者由于自身代谢功能和激素水平的紊乱，免疫力往往较差，易发生感染，常吃西蓝花有助于增强免疫系统，减少并发感染的几率。

西蓝花中丰富的维生素C和一定量的类黄酮物质，可以抑制有害的低密度脂蛋白的产生，还有减少血栓形成的作用，对高血压、冠心病等糖尿病并发症有调节和预防作用。

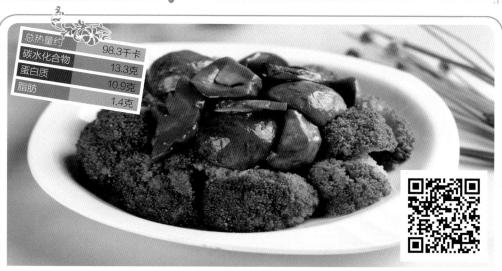

总热量约	98.3千卡
碳水化合物	13.3克
蛋白质	10.9克
脂肪	1.4克

特别推荐 草菇西蓝花

▶ 增强机体免疫力

材料 草菇90克，西蓝花200克，胡萝卜片、姜末、蒜末、葱段各少许，料酒8毫升，蚝油8克，盐2克，鸡粉2克，水淀粉、食用油各适量

做法 ①洗净食材，草菇、西蓝花切小块。
②锅中注水烧开，加食用油，倒入西蓝花煮1分钟至其断生捞出，摆盘；再倒入草菇煮半分钟捞出沥干。
③用油起锅，放胡萝卜片、姜末、蒜末、葱段爆香，倒入草菇，淋料酒翻炒，加蚝油、盐、鸡粉，倒入适量水淀粉快速翻炒均匀，盛在西蓝兰花上即可。

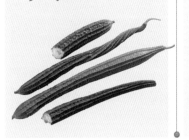

丝瓜

降低胆固醇、防治糖尿病高脂血症

丝瓜中所含的木聚糖能结合大量水分，增加消化道内容物的体积，延长食糜在肠道停留的时间，延缓食物中碳水化合物的摄取，降低餐后血糖升高的速度，有利于糖尿病患者控制餐后血糖。

丝瓜中的水分含量很大，对于改善糖尿病患者口渴症状有一定作用。丝瓜属于低热量、高钾低钠的食品，对于糖尿病患者预防及治疗高脂血症、冠心病及各种心脑血管并发症有一定帮助。

丝瓜性凉，多食易致泄泻，脾胃虚寒者严重腹泻时不宜食用；阳痿者也不宜多食丝瓜，以免引起滑精。

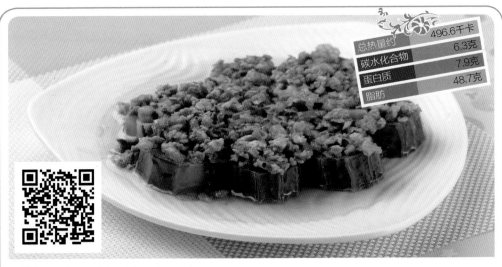

总热量约	496.6千卡
碳水化合物	6.3克
蛋白质	7.9克
脂肪	48.7克

特别推荐 肉末蒸丝瓜

▶ 增强免疫、补血美容

材料 肉末80克，丝瓜150克，葱花少许，盐、鸡粉、老抽各少许，生抽、料酒各2毫升，水淀粉、食用油各适量

做法 ①将洗净去皮的丝瓜切小段。

②用油起锅，倒入肉末，翻炒至肉质变色。淋少许料酒炒香、炒透，再倒入少许生抽、老抽，炒匀上色，加入鸡粉、盐炒匀，倒水淀粉炒匀，制成酱料盛出。

③取蒸盘，摆放好丝瓜段，再铺匀酱料，入蒸锅用大火蒸至食材熟透，取出撒上葱花，浇上热油即成。

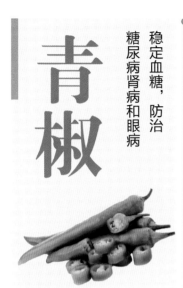

青椒

稳定血糖，防治糖尿病肾病和眼病

青椒中含有丰富的维生素C，有很好的清除自由基、抑制脂质过氧化的能力，能提高免疫力，延缓衰老，对于糖尿病患者，有增强胰岛素的作用，可以调节糖代谢，稳定血糖的水平。

研究表明，青椒所含辣椒素也有降低血糖水平的作用。青椒中的辣椒素可控制体重的增加，调节代谢紊乱、降低血糖和血脂水平，对于稳定血糖水平，预防高血糖造成的血管、神经系统损伤。

痔疮患者不宜食用，因为青椒会使肛门处毛细血管充血、加重痔疮疼痛和病情。眼疾患者、食管炎、胃肠炎、胃溃疡患者应少吃或忌食。

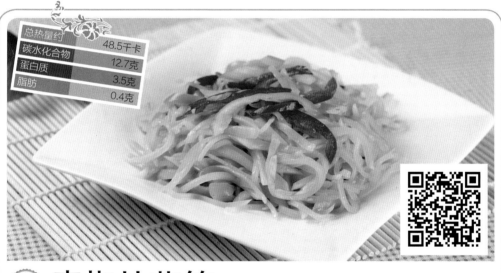

总热量约	48.5千卡
碳水化合物	12.7克
蛋白质	3.5克
脂肪	0.4克

特别推荐 青椒炒莴笋

▶ 抗衰老、防治动脉硬化

材料 青椒50克，莴笋160克，红椒30克，姜片、蒜末、葱段各少许，盐、鸡粉各2克，水淀粉、食用油各适量

做法 ①洗净食材，莴笋、青椒、红椒切丝。
②用油起锅，放入姜片、蒜末、葱段，爆香，倒入莴笋丝，快速翻炒至食材变软，加入盐、鸡粉，炒匀调味，放入切好的青椒、红椒，翻炒匀，倒入适量水淀粉，炒匀至入味。
③关火后盛出炒好的材料，装在盘中即成。

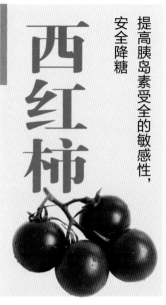

西红柿

提高胰岛素受体的敏感性，安全降糖

西红柿中含有的番茄红素具有很强的抗氧化作用，能激活、修复受损衰老的胰岛β细胞，提高胰岛素受体的敏感性，安全降糖。

西红柿还具有解酒的作用，在喝酒前饮用西红柿汁，能起到很好的缓冲、稀释作用，可降低酒精的吸收速度，减轻酒精对于我们胃部的刺激。

西红柿不宜长时间高温加热，从而失去保健作用。不宜空腹吃，空腹时胃酸分泌量增多，食之往往引起腹痛，造成胃不适、胃胀痛。

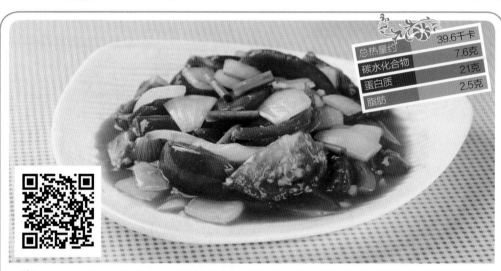

总热量约	39.6千卡
碳水化合物	7.6克
蛋白质	21克
脂肪	2.5克

特别推荐 西红柿炒洋葱 ▶ 强身健体、抗衰老

材料 西红柿100克，洋葱40克，蒜末、葱段各少许，盐2克，鸡粉、水淀粉、食用油各适量

做法 ①洗净食材，西红柿切小块；洋葱切小片。
②用油起锅，倒入蒜末爆香，放入洋葱片，快速炒出香味，倒入西红柿，翻炒至其析出水分。
③加入少许盐，翻炒匀，再放入适量鸡粉，翻炒片刻，至食材断生，倒入少许水淀粉炒至食材熟软、入味，盛出装盘，撒上葱段即成。

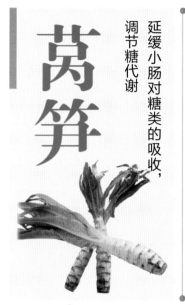

莴笋

调节糖代谢

延缓小肠对糖类的吸收，

莴笋中含丰富的水分和膳食纤维，与主食搭配作为正餐食用时，能减少主食的摄入量。其中的膳食纤维还可延缓小肠对糖和脂类的吸收，有助于控制餐后血糖的升高幅度，并间接的降低血脂含量。

莴笋中含有的烟酸可提高胰岛素受体的敏感性，也有助于改善糖的代谢。

常吃莴笋有助于调节、稳定血压，对于防治糖尿病患者常见的高血压、高脂血症、冠心病等并发症有益。

糖尿病患者不适宜吃腌渍的莴笋。

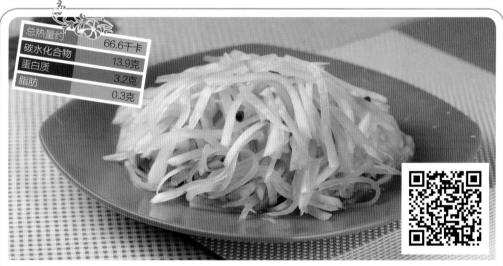

总热量约	66.6千卡
碳水化合物	13.9克
蛋白质	3.2克
脂肪	0.3克

特别推荐 醋拌莴笋萝卜丝　▶ 降低血脂、改善糖代谢

材料 莴笋140克，白萝卜200克，蒜末、葱花各少许，盐3克，鸡粉2克，陈醋5毫升，食用油适量

做法 ①白萝卜、莴笋洗净去皮切丝。
②锅中注入适量清水烧开，放入少许盐、食用油，倒入白萝卜丝、莴笋丝，搅匀，再煮约1分钟至食材熟软后捞出，沥干水分，待用。
③将焯煮好的食材放在碗中，撒上蒜末、葱花，加入盐、鸡粉，淋入陈醋，搅拌至食材入味即成。

山药

降低血糖
减少人体对糖的吸收，

山药营养丰富，含有比较高的淀粉、多种维生素及矿物质。山药中的多糖成分能抑制淀粉酶的功能，阻碍食物中碳水化合物的消化，减少小肠对糖的吸收，从而降低餐后血糖。

山药中含有丰富的甘露聚糖具有改善糖代谢，提高胰岛素敏感性的功用，因此对糖尿病也有辅助疗效。

山药不可生吃，因为生的山药里有一定的毒素。又因为山药具有一定收敛作用，感冒患者、大便燥结者及肠胃积滞者不宜食用。

消化性溃疡和肝硬化患者，应选用蒸炖等烹饪方法，忌爆炒和醋熘。

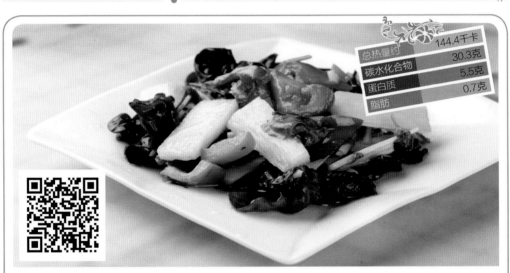

总热量约	144.4千卡
碳水化合物	30.3克
蛋白质	5.5克
脂肪	0.7克

特别推荐 木耳炒山药片

▶ 降低餐后血糖

材料 山药180克，水发木耳40克，香菜40克，彩椒50克，姜片、蒜末各少许，盐3克，鸡粉2克，料酒10毫升，蚝油10克，水淀粉5毫升，食用油适量

做法 ①洗净食材，彩椒去籽切小块；香菜切段；山药去皮切小块；泡发好的木耳切小块。以上食材分别入沸水中焯水，捞出沥干备用。
②用油起锅，放姜片、蒜末炒香，倒入焯煮好的食材翻炒，淋料酒，加适量盐、鸡粉、蚝油、水淀粉翻炒均匀；放入切好的香菜炒至断生即可。

生菜

延缓葡萄糖吸收，降低餐后血糖

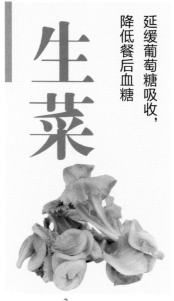

生菜富含水分，有助于改善糖尿病患者口渴症状，其富含的膳食纤维能够增加饱腹感，延缓葡萄糖的吸收，减缓餐后血糖上升。

生菜中含有甘露醇等有效成分，有利尿和促进血液循环的作用，能清除血液中的垃圾，对高血压、高血脂、冠心病等糖尿病常见并发症有食疗作用。

生菜性寒，胃寒冷痛、脾虚泄泻、阴虚尿频的人不宜常食。在烹饪时应注意生菜忌与醋同食，否则会破坏营养物质。而且无论是炒还是煮，时间都不要太长，这样可以保持生菜脆嫩的口感。

总热量约	76.8千卡
碳水化合物	13.6克
蛋白质	1.5克
脂肪	7.2克

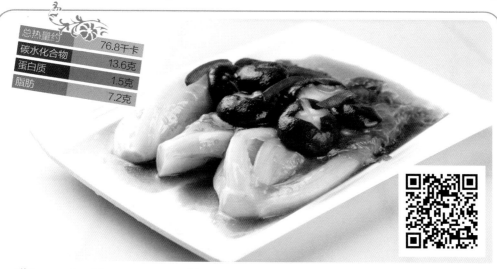

特别推荐 香菇扒生菜

▶ 益智抗衰老

材料 生菜400克，香菇70克，姜片、蒜末各少许，盐3克，鸡粉2克，蚝油6克，老抽2毫升，生抽4毫升，水淀粉、食用油各适量

做法 ①将食材洗净，生菜切开；香菇切块；彩椒切丝。锅中注水烧开，加入少许食用油，先后放入生菜和香菇稍煮后分别捞出。
②用油起锅，注入少许清水，倒入香菇块、盐、鸡粉、蚝油、生抽炒匀，待汤汁沸腾，加入老抽、水淀粉翻炒至食材熟透，浇在生菜上，撒上彩椒丝即成。

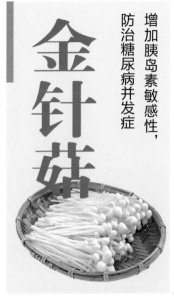

金针菇

增加胰岛素敏感性，防治糖尿病并发症

金针菇中含有较多的锌，锌参与胰岛素的合成与分泌，能调节血糖，适合糖尿病患者食用。

金针菇中所含人体所必需的氨基酸，可为糖尿病患者提供丰富的营养成分，其中的赖氨酸含量特别高，而赖氨酸有健脑益智的功能；其还富含优质蛋白质，可增强糖尿病患者免疫力。

金针菇的热量少，还有降低胆固醇的功效，非常适合肥胖、胆固醇过高的糖尿病患者食用。

由于金针菇性寒，脾胃虚寒、慢性腹泻的人应少吃；关节炎、红斑狼疮患者也要慎食，以免加重病情。

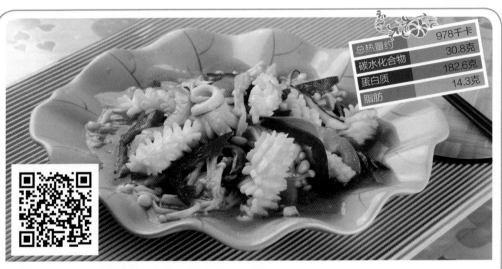

总热量约	978千卡
碳水化合物	30.8克
蛋白质	182.6克
脂肪	14.3克

特别推荐　鲜鱿鱼炒金针菇　　▶ 增加胰岛素的合成

材料　鱿鱼300克，彩椒50克，金针菇90克，姜片、蒜末、葱白各少许，盐3克，鸡粉3克，料酒7毫升，水淀粉6毫升，食用油适量

做法　①金针菇洗净切去根部；鱿鱼治净切片；洗好的彩椒切丝。鱿鱼装碗，放许盐、鸡粉、料酒、水淀粉，腌渍至入味；入开水中余至鱿鱼片卷起，捞出。
②用油起锅，放入姜片、蒜末、葱白爆香；倒入鱿鱼、料酒、金针菇、彩椒炒至熟软；加入适量盐、鸡粉，炒匀调味，倒入适量水淀粉翻炒均匀即可。

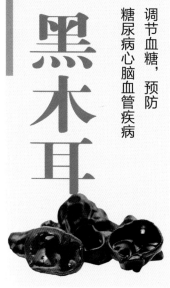

黑木耳

调节血糖，预防糖尿病心脑血管疾病

黑木耳中所含的多糖成分具有调节血糖、降低血糖的功效。黑木耳还含有蛋白质、脂肪和钙、磷、铁等元素以及胡萝卜素、维生素B_1、维生素B_2、烟酸等，具有补气血、滋阴、补肾、活血、通便等功效，对糖尿病患者有一定的食疗作用。

黑木耳含有丰富的钾，是优质的高钾食物，对糖尿病合并高血压患者有很好的食疗作用。

黑木耳有活血抗凝的作用，有出血性疾病的人不宜食用，孕妇不宜多吃。

黑木耳较难消化，并有一定的滑肠作用，故脾虚消化不良或大便溏泻者慎食。

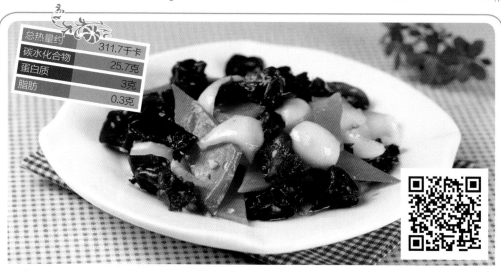

总热量约	311.7千卡
碳水化合物	25.7克
蛋白质	3克
脂肪	0.3克

特别推荐 木耳炒百合　　▶ 清除血管中多余的脂肪

材料 水发木耳50克，鲜百合40克，胡萝卜70克，姜片、蒜末、葱段各少许，盐3克，鸡粉2克，料酒3毫升，生抽4毫升，水淀粉、食用油各适量

做法 ①胡萝卜洗净去皮，切片；洗好的木耳切小块；百合洗净。

②以上食材分别入沸水中焯至食材断生，捞出。

③用油起锅，放入姜片、蒜末、葱段爆香；倒入百合翻炒，再放入胡萝卜、木耳炒至熟，放入料酒、盐、鸡粉、生抽、水淀粉翻炒入味，盛出装盘即成。

银耳

有效延缓血糖上升，控制血糖

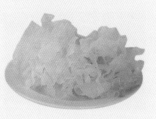

银耳中含有较多的银耳多糖，对胰岛β细胞有保护作用，因此，对糖尿病患者控制血糖有利。

银耳所含的热量很低，又含有丰富的膳食纤维，能有效地延缓血糖上升，是糖尿病患者的理想食物。

银耳中钙、铁的含量很高，具有扶正强壮的作用，是一味滋补良药，特点是滋润而不腻滞，具有滋补生津、润肺养胃的功效。常食银耳能提高人体的免疫能力，增强糖尿病患者的体质和抗病能力。

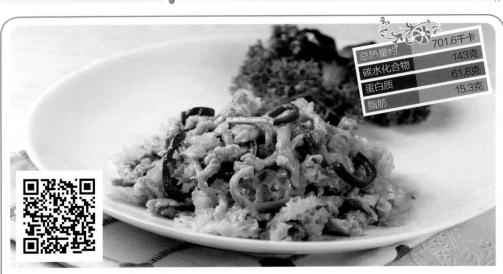

总热量约	701.6千卡
碳水化合物	143克
蛋白质	61.8克
脂肪	15.3克

特别推荐　银耳炒肉丝

▶ 提高人体免疫力

材料　水发银耳200克，猪瘦肉200克，红椒30克，姜片、蒜末、葱段各少许，料酒4毫升，生抽3毫升，盐、鸡粉、水淀粉、食用油各适量

做法　①银耳泡好，切成小块，焯水备用；红椒洗净去籽切丝；瘦肉洗净切丝装碗，放盐、鸡粉、水淀粉、食用油腌渍至入味。
②用油起锅，放姜片、蒜末爆香，倒肉丝炒至松散，加料酒炒至肉丝变色，倒银耳炒匀，放红椒丝，加盐、鸡粉、生抽调味，水淀粉勾芡，撒上葱段翻炒匀即可。

香菇

降压降脂，防治糖尿病并发高血压

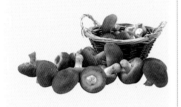

香菇中含较丰富的硒元素，硒能提高机体抗氧化能力，可以保护、修复胰岛细胞免受有害物质自由基的损害，维持正常的分泌胰岛素的功能，从而降低血糖、改善糖尿病症状。

香菇还含碳水化合物、钙、磷、铁、维生素B_1、维生素B_2、烟酸以及蛋白质类物质，具有化痰理气、益胃和中、透疹解毒之功效，对食欲不振、身体虚弱、大便秘结、形体肥胖等病症有食疗功效。

顽固性皮肤瘙痒症患者及脾胃寒湿气滞者忌食香菇。

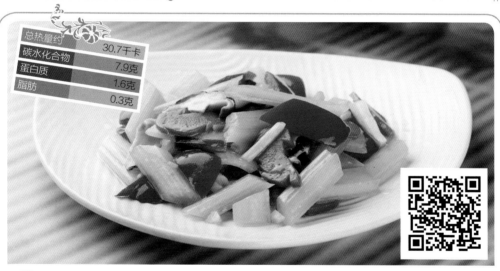

总热量约	30.7千卡
碳水化合物	7.9克
蛋白质	1.6克
脂肪	0.3克

特别推荐 素炒香菇芹菜

▶ 抗氧化、改善糖尿病症状

材料 芹菜95克，鲜香菇30克，彩椒45克，胡萝卜片、蒜末、葱段各少许，盐3克，鸡粉、水淀粉、食用油各适量

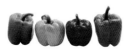

做法 ①彩椒洗净，切小块；香菇洗净切粗丝；芹菜洗净切小段。锅中烧开水，加入少许盐、食用油，放入胡萝卜片、香菇丝、芹菜段、彩椒块，煮至全部食材断生后捞出。
②用油起锅，放蒜末、葱段爆香；再倒入所有食材翻炒；加入适量盐、鸡粉炒匀调味；水淀粉勾芡即成。

苹果

降低血胆固醇含量、调节血压、促进排便

苹果中含有丰富的果胶，属于可溶性膳食纤维，能调节肠道有益菌群、刺激肠道蠕动，减少小肠对碳水化合物和胆固醇的吸收，从而调节血糖。

苹果中的铬能帮助提高胰岛素促进葡萄糖进入细胞内的效率，是重要的血糖调节剂。常吃苹果能改善糖尿病患者的新陈代谢，预防高脂血症、高血压、皮肤干燥瘙痒等多种并发症。

患有急慢性消化道炎症，如胃、十二指肠溃疡、溃疡性结肠炎等消化道疾病的患者，尤其是急性发作期间，不可多吃生苹果。

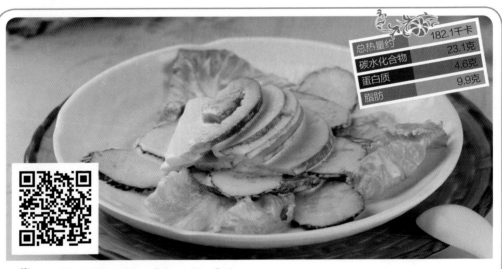

总热量约	182.1千卡
碳水化合物	23.1克
蛋白质	4.6克
脂肪	9.9克

特别推荐 苹果蔬菜沙拉 ▶ 补充维生素、促进消化

 材料 苹果100克，西红柿150克，黄瓜90克，生菜50克，牛奶30毫升，沙拉酱10克

做法 ①将洗净的西红柿、黄瓜、苹果切片。
②将切好的食材装入碗中，倒入牛奶，加入沙拉酱，拌匀。
③把生菜叶垫在盘底，装入做好的果蔬沙拉即可。

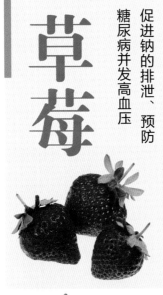

草莓

促进钠的排泄、预防糖尿病并发高血压

草莓的营养价值很高，其维生素C含量是苹果的11倍。充足的维生素C是维持胰岛素功能必不可少的营养，可促进糖尿病患者组织细胞对葡萄糖的利用，促进糖代谢过程，有助于维持血糖的稳定。

草莓还含有类黄酮、多酚类及花青素等天然抗氧化物质，能抑制氧自由基对细胞和DNA的损伤，从而延缓各种组织器官的衰老，预防癌细胞的生成，还可以避免不饱和脂肪酸的氧化，预防和延缓动脉粥样硬化的形成。

草莓中丰富的钾和镁，可促进体内钠的排泄，起到降血压的效果。

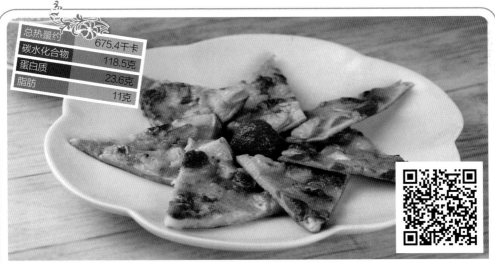

总热量约	675.4千卡
碳水化合物	118.5克
蛋白质	23.6克
脂肪	11克

特别推荐 草莓樱桃苹果煎饼 ▶ 促进糖代谢、防癌抗癌

材料 草莓80克，樱桃60克，苹果90克，鸡蛋1个，玉米粉、面粉各60克，橄榄油5毫升

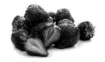

做法 ①樱桃切碎；草莓切小块；将洗净的苹果切瓣，切小块；鸡蛋磕开，取蛋清，备用。
②将面粉倒入碗中，加入玉米粉，倒入蛋清搅匀。加入适量清水搅拌，加入切好的水果拌匀。
③煎锅注橄榄油烧热，倒入拌好的水果面糊，摊成饼状，小火煎至两面焦黄；用刀切小块装盘即可。

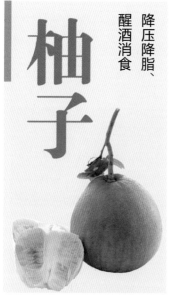

降压降脂、
醒酒消食

柚子

柚子富含维生素C和胡萝卜素，可以促进糖尿病患者糖类的代谢，有助于维持血糖值的稳定；维生素C还可维持胰岛素的功能，促进糖尿病患者身体组织对葡萄糖的利用。

柚子中含有大量钾元素，可促进钠的代谢与排出，因此适合糖尿病并发高血压及肾脏病患者食用。

柚子有降糖降压的功效，但是不宜多吃，因其含糖类，大量食用不仅会升高血糖，还会对消化系统造成负担。糖尿病合并高血压患者在服用降压药时，忌吃柚子；如果肾功能不全或伴有高钾血症，则严禁食用。

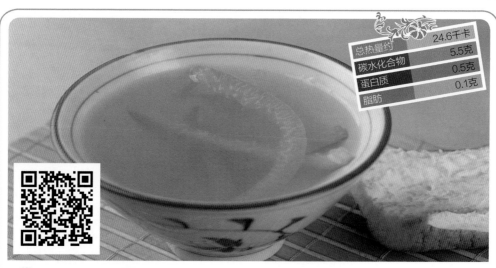

总热量约	24.6千卡
碳水化合物	5.5克
蛋白质	0.5克
脂肪	0.1克

特别推荐　**柚皮茶**　▶ 降低胆固醇、维持胰岛素功能

 材料 柚子皮60克

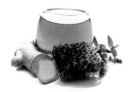

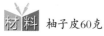 **做法** ①把洗净的柚子皮切块，去除白囊，切丝。
②砂锅注适量清水烧开，放入切好的柚子皮。盖上盖子，用小火炖15分钟至茶水成微黄色。
③揭盖，把炖好的柚子皮茶盛出，装入碗中即可。

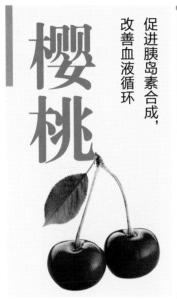

促进胰岛素合成，
改善血液循环

樱桃

樱桃含有丰富的花青素，花青素能促进体内胰岛素的合成，增加人体内部胰岛素的含量，从而达到降低血糖的功效。

樱桃所含的花青素能够改善血液循环，恢复微血管功效，加强脆弱血管的韧性，预防糖尿病心血管疾病。

樱桃富含β-胡萝卜素，摄入人体消化器官后，可以转化成维生素A，可以维持眼睛和皮肤的健康，有助于预防糖尿病并发眼病或皮肤瘙痒。

樱桃含大量糖分，糖尿病患者不可一次吃太多，食用时间尽量选择在两餐之间。

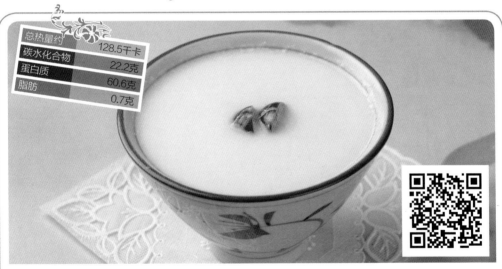

总热量约	128.5千卡
碳水化合物	22.2克
蛋白质	60.6克
脂肪	0.7克

特别推荐 樱桃鲜奶

▶ 补充维生素、促进胰岛素合成

 材料 樱桃90克，脱脂牛奶250毫升

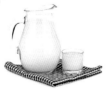

做法 ①洗净的樱桃切粒。

②砂锅注入适量清水烧开，倒入牛奶，煮沸。

③倒入樱桃，拌匀，略煮片刻。把煮好的樱桃牛奶盛出装入碗中即可。

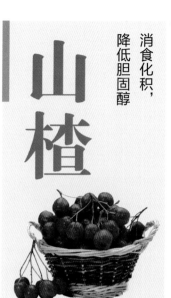

山楂

消食化积，降低胆固醇

山楂中含有解酯酶、维生素C、胡萝卜素等，既可解油腻，还能促进肉食消化，有助于糖尿病患者体内的胆固醇转化。

山楂所含的山楂酸，可对抗肾上腺素、葡萄糖引起的血糖升高，能增加肝糖原储备，但是不会影响正常血糖。

山楂中含有黄酮类、有机酸类、三萜类生物活性物质，能够降低血液中低密度脂蛋白胆固醇、甘油三酯含量，改善心肌供血，增强心肌收缩力、减慢心率，有助于糖尿病患者预防心脑血管疾病及冠心病等常见并发症。

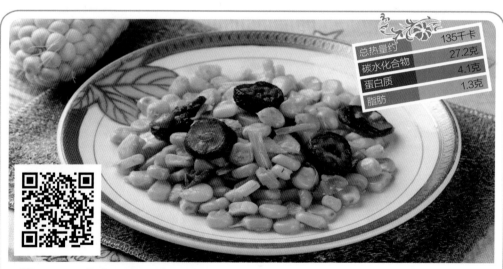

总热量约	135千卡
碳水化合物	27.2克
蛋白质	4.1克
脂肪	1.3克

特别推荐 山楂玉米粒 ▶ 改善心脏活力、维持胰岛素功能

材料 鲜玉米粒100克，水发山楂20克，姜片、葱段各少许，盐3克，鸡粉2克，水淀粉、食用油适量

做法 ①锅中加适量清水煮沸，加少许盐，倒入玉米粒，焯煮1分钟；放入山楂焯煮片刻，捞出沥干。
②热油炒香姜片、葱段，倒入焯煮好的玉米和山楂，快速拌炒匀。
③加入盐、鸡粉，炒匀调味，倒入水淀粉，快速拌炒即可盛出。

橘子

增强免疫力，
预防糖尿病眼病

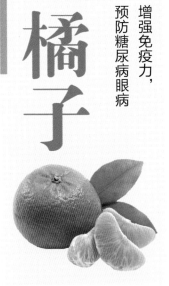

橘子中含有大量对糖尿病患者有益的维生素、纤维素和矿物质。

橘子果肉中含有较多的果胶，吃后容易产生饱腹感，还可以延缓食物的消化吸收，从而有助于降低餐后血糖；果胶还能促进胃肠蠕动，有助排便，减少肠道对糖类的吸收，有效控制血糖的升高。

橘子不宜多吃。每天3个橘子就可以满足每人每天对维生素C的需要量，但要是吃得多了，维生素摄入太多，容易促发口腔炎，出现皮肤变黄等症状。

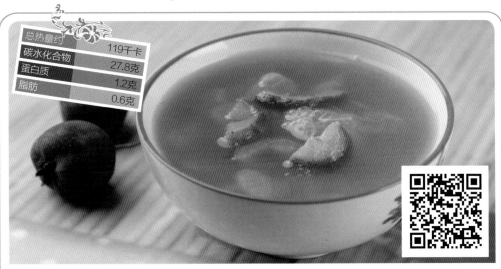

总热量约	119千卡
碳水化合物	27.8克
蛋白质	1.2克
脂肪	0.6克

特别推荐 柑橘山楂饮　　▶ 保护心血管、促进消化

材料 柑橘100克，山楂80克

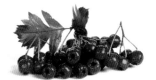

做法 ①将柑橘去皮，果肉分成瓣；洗净的山楂对半切开，去核，果肉切成小块。
②砂锅注适量清水烧开，倒入柑橘和山楂。盖上盖子，小火炖15分钟。
③揭盖，将煮好的柑橘山楂饮盛出，装入碗中即可。

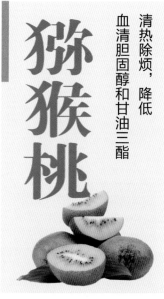

猕猴桃

清热除烦，降低血清胆固醇和甘油三酯

猕猴桃中的维生素含量是水果中最高的，还含有丰富的氨基酸、矿物质和果胶，其维生素C的含量是柑橘的5～10倍、苹果的15～30倍，具有很强的抗氧化性，可维持胰岛素功能，促进糖尿病患者组织细胞对葡萄糖的利用，促进糖代谢过程，有助于维持血糖值的稳定。

猕猴桃中的果胶属于可溶性膳食纤维，可减少肠道对胆固醇的吸收，并降低葡萄糖的吸收速率，有降低餐后血糖水平、维持血糖稳定和降低血液中低密度脂蛋白的作用。

猕猴桃性寒凉，脾虚、腹泻、体质虚寒的人不宜多吃猕猴桃。

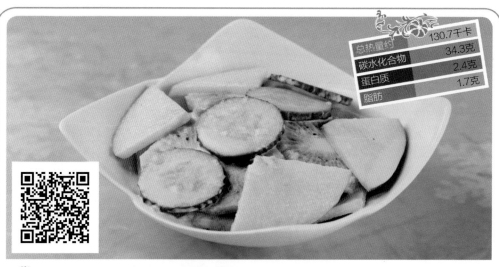

总热量约	130.7千卡
碳水化合物	34.3克
蛋白质	2.4克
脂肪	1.7克

特别推荐 **猕猴桃苹果黄瓜沙拉** ▶ 补充维生素

 材料 苹果120克，黄瓜100克，猕猴桃100克，牛奶20毫升，沙拉酱少许

 做法 ①将洗净的黄瓜切片；洗净的苹果切片，再切小块；洗净去皮的猕猴桃切片。
②把切好的食材装入碗中，注入备好的牛奶，放入少许沙拉酱，快速搅拌匀，至食材入味。
③取一干净的盘子，盛入拌好的菜肴，摆好盘即成。

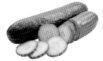

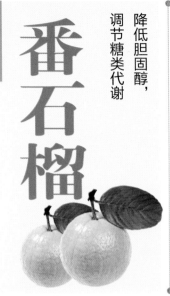

番石榴

降低胆固醇，调节糖类代谢

番石榴中的有效成分番石榴多糖等可以显著降低血糖，还可以加强外周组织对糖的利用，控制糖尿病患者体重下降、消瘦的问题。

番石榴还富含维生素C，可促进胰岛素发挥作用，降低血糖。

常吃番石榴有助于调节体内糖和脂肪的代谢，减轻糖尿病患者的"三多一少"症状，还能清除自由基，保护损伤的胰岛细胞和其他组织细胞，维持自身胰岛素分泌功能，对糖尿病患者改善体质、提高生活质量及防治并发症有很好的效果。

番石榴有一定收敛、止泻作用，阴虚内热、便秘者不宜多吃。

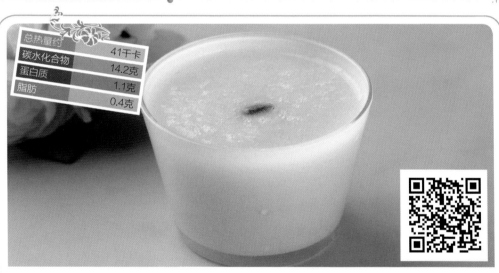

总热量约	41千卡
碳水化合物	14.2克
蛋白质	1.1克
脂肪	0.4克

特别推荐 番石榴汁

▶ 加强血糖的代谢与利用

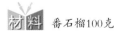 **材料** 番石榴100克

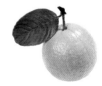

 做法 ①将洗净去皮的番石榴对半切开，切小块。
②取来备好的搅拌机及其搅拌刀座，倒入切好的番石榴，注入适量的矿泉水，盖上盖子。通电后点击"榨汁"功能，榨取番石榴汁即可。

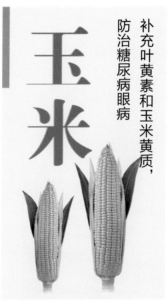

玉米

补充叶黄素和玉米黄质，
防治糖尿病眼病

玉米含丰富的铬，铬与胰岛素一同参与体内葡萄糖的利用过程，对糖代谢有重要作用。

玉米中还含有丰富的膳食纤维，可减缓碳水化合物的消化和吸收，降低餐后血糖的升高幅度，使血糖更平稳。

常吃玉米可有效补充叶黄素和玉米黄质，有助于改善视力、预防白内障和视网膜病变的发生和发展。

当糖尿病患者有严重的并发症，如糖尿病肾病发展为肾功能衰竭时，应少吃或不吃玉米，以减少非必需氨基酸的摄入量，避免加重肾脏负担。

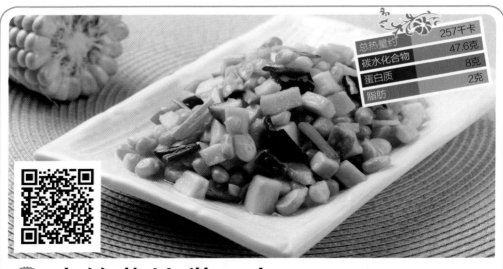

总热量约	257千卡
碳水化合物	47.6克
蛋白质	8克
脂肪	2克

特别推荐 杏鲍菇炒甜玉米 ▶ 稳定餐后血糖、改善免疫力

材料 杏鲍菇100克，鲜玉米粒150克，胡萝卜50克，姜片、蒜末各少许，盐5克，鸡粉2克，白糖3克，料酒3毫升，水淀粉10毫升，食用油少许

做法 ①洗净食材，胡萝卜去皮切丁；杏鲍菇切丁。
②锅中注水煮沸，倒杏鲍菇先煮1分钟，再倒入胡萝卜丁和玉米粒，煮至食材断生以捞出沥干。
③用油起锅，倒入姜片、蒜末爆香，放入焯煮过的食材炒匀，淋料酒炒匀炒香。
④加盐、鸡粉、白糖炒匀，用水淀粉勾芡即可。

薏米

促进糖代谢、稳定餐后血糖

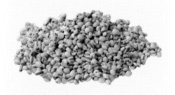

薏米含有丰富的膳食纤维、维生素B_1、维生素B_2、烟酸等营养成分及多种人体必需氨基酸。其中维生素B_1是糖代谢过程中重要的辅酶，充足的维生素B_1能保证血糖顺利进行代谢，使餐后血糖保持稳定。

薏米还具有降压、利尿的效果，对并发有高血压、冠心病、高脂血症、的糖尿病患者，都有很好的调理作用。

用薏米煮粥或汤时不宜煮得太软烂，因为其中的淀粉充分糊化后更容易被人体消化吸收，使餐后血糖急剧升高，不利于保持血糖的稳定。

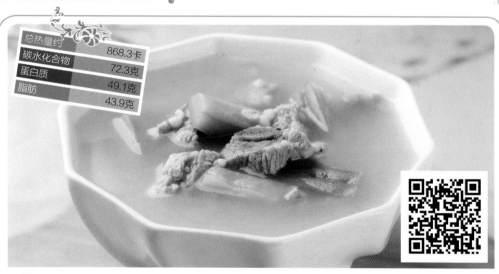

总热量约	868.3卡
碳水化合物	72.3克
蛋白质	49.1克
脂肪	43.9克

特别推荐 苦瓜薏米排骨汤 ▶ 促进糖代谢，降压降糖

材料 水发薏米90克，排骨段200克，苦瓜100克，姜片10克，盐、鸡粉各少许，料酒8毫升

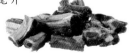

做法 ①洗净的苦瓜去瓤，切段；排骨切段，氽去血水，捞出备用。

②砂锅上加适量清水，撒上姜片，倒入洗净的薏米，淋少许料酒，放入排骨段，煮沸后转小火煮约30分钟，倒入切好的苦瓜，续煮约15分钟，至全部食材熟透。

③加盐、鸡粉搅匀调味，略煮片刻至汤汁入味即可。

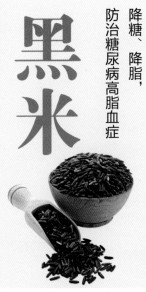

黑米

降糖、降脂，防治糖尿病高脂血症

黑米保留了较多的麸质，其中含有丰富的膳食纤维及多种营养物质，而且人体对其消化、吸收比大米慢，升高血糖的速度也较慢，很适合糖尿病患者作为日常主食选用。

黑米中的蛋白质、钙、铁、锌及多种维生素含量比大米高很多，而且黑色的麸皮部分含有类黄酮及花色苷等物质，具有很强的抗氧化活性，对于保护胰岛β细胞和胰岛素受体、维持组织细胞对胰岛素的敏感性有益。

黑米的糯性较强，对糖尿病患者来讲，吃黑米时不可煮得太过熟烂，尤其不适合做成黑米粥。

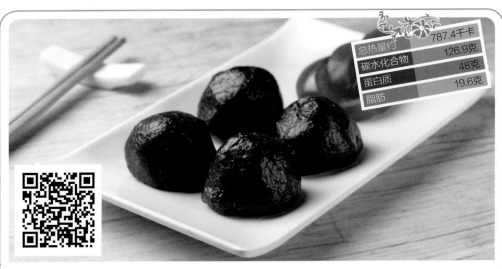

总热量约	787.4千卡
碳水化合物	126.9克
	48克
蛋白质	19.6克
脂肪	

特别推荐 黑米杂粮小窝头 ▶ 降低血脂、促进糖代谢

材料 黑米粉100克，玉米粉90克，黄豆粉100克，酵母5克，盐1克

做法 ①把黑米粉倒入碗中，加玉米粉、黄豆粉酵母搅匀，加盐和少许温水，搅匀，揉搓成面团。
②面团搓成圆锥状，底部掏出一个小窝孔，制成小窝头生坯，装于蒸盘上，入蒸锅发酵20分钟。
③窝头生坯发酵好后，用大火蒸10分钟至生坯熟透，揭盖，取出装入盘中即可。

荞麦

提高胰岛素反应效果，稳定血糖

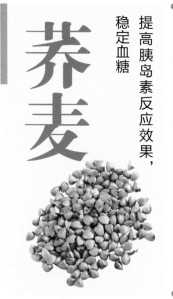

荞麦中的芦丁等黄酮类化合物具有明确的抗氧化、降血糖、降血脂等功效，常吃荞麦，能够显著降低餐后血糖和血胆固醇水平。

和其他粗粮一样，荞麦中含有丰富的可溶性膳食纤维和多种维生素，其中的膳食纤维能够延缓肠道对糖的吸收，降低餐后血糖水平，还可延长胃的排空时间、增加饱腹感，对糖尿病患者饮食控制很有利，有助于超重、肥胖的患者减肥瘦身。

荞麦性凉而且不易消化，消化不良、饮食积滞、腹泻者不可多吃、常吃。患有胃溃疡、十二指肠溃疡等疾病的人，也不宜多吃。

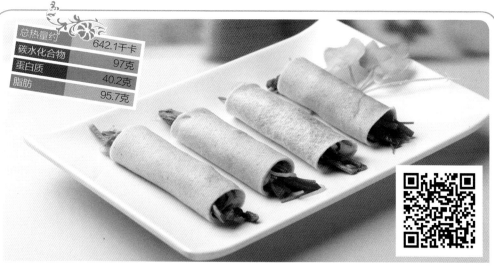

总热量约	642.1千卡
碳水化合物	97克
蛋白质	40.2克
脂肪	95.7克

特别推荐 荞麦菜卷

▶ 滋润皮肤、补充优质蛋白质

材料 牛肉100克，荞麦粉110克，鸡蛋1个，绿豆芽70克，胡萝卜80克，彩椒85克，蒜末、葱花各少许，生抽5毫升，盐3克，鸡粉、水淀粉、料酒、蚝油、食用油各适量

做法 ①洗净食材切丝，胡萝卜、绿豆芽、彩椒分别焯水捞出备用；牛肉加调味料腌渍10分钟。
②荞麦粉加鸡蛋、水和盐调成面糊，入油锅煎成面皮。
③用油起锅，蒜末爆香后加所有食材和调味料一起翻炒，水淀粉勾芡，再加葱花略炒。面皮切方片，取炒制好的食材放面皮上卷起即成。

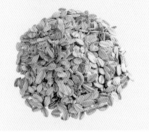

燕麦

提高胰岛素反应效果，
稳定血糖

　　燕麦调节血糖的效果可以与阿卡波糖及人胰岛素类似物相媲美，常吃燕麦的糖尿病患者，糖化血红蛋白水平会明显下降。

　　燕麦β-葡聚糖的降血糖和胰岛素反应效果明显优于其他谷类中的葡聚糖。因为燕麦中的可溶性膳食纤维含量较高，可以减少小肠对糖的吸收量和速度，所以燕麦还有减慢餐后血糖上升速度的作用，对于血糖稳定很有益。

　　市面常见的即食型燕麦片虽然食用方便，但在加工过程中，燕麦中所含的淀粉已经充分糊化，所以生糖指数较高，糖尿病患者应该少吃，尽量选择未经加工的燕麦。

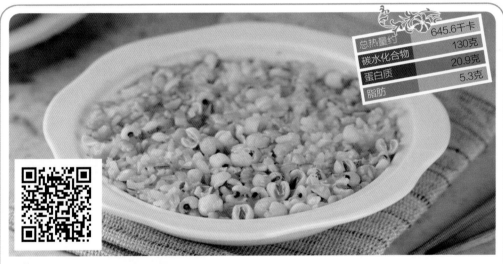

总热量约	645.6千卡
碳水化合物	130克
蛋白质	20.9克
脂肪	5.3克

特别推荐　糙米燕麦饭　　▶ 防治便秘、稳定餐后血糖

材料 燕麦30克，水发大米、水发糙米、水发薏米各85克

做法 ①碗中装入适量清水，放入准备好的谷物，将碗中的谷物淘洗一遍。
②把洗净的谷物装入另一碗中，加入适量清水，放入烧开的蒸锅。
③加盖，中火蒸30分钟。揭开盖子，把蒸好的糙米燕麦饭取出即可。

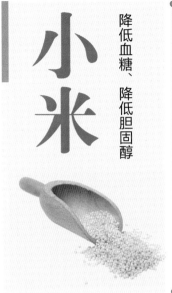

小米

降低血糖、降低胆固醇

小米富含膳食纤维，因此其升高血糖的速度较慢，有利于糖尿病患者血糖的稳定。

小米中富含多酚类物质，具有很好的抗氧化活性，可以抵抗自由基对组织细胞，尤其是胰岛β细胞的损伤，对保护自身的胰岛素分泌功能很有益。

小米中维生素B$_1$的含量是所有粮食中最高的，对多发性神经炎有预防、治疗作用。

小米中的氨基酸组成不能完全满足人体需要，赖氨酸过低而亮氨酸含量过高，因此不能完全以小米为主食，应注意搭配其他粮谷类，以免造成营养缺乏，损害健康。

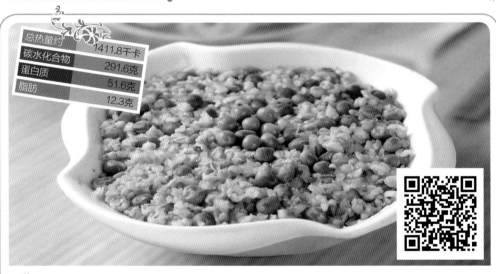

总热量约	1411.8千卡
碳水化合物	291.6克
蛋白质	51.6克
脂肪	12.3克

特别推荐 小米豌豆杂粮饭

▶ 预防糖尿病眼病

材料 小米60克，糙米90克，燕麦80克，荞麦80克，豌豆100克

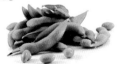

做法 ①把小米、糙米、燕麦、荞麦分别倒入碗中，倒入适量清水；放入豌豆。
②将碗中食材淘洗一遍，装入另一个碗中。
③放入烧开的蒸锅。加盖，中火蒸1个小时至熟。把蒸好的杂粮饭取出即可。

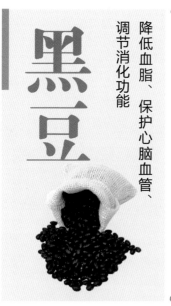

黑豆

降低血脂、保护心脑血管、调节消化功能

黑豆富含优质蛋白质，摄入充足的蛋白质能增加胰岛素受体的敏感性，而不升高血糖浓度。而且糖尿病患者血糖水平较高时，对蛋白质的需求比健康人高，可以经常吃黑豆补充。

黑豆中富含膳食纤维，可以减少小肠对碳水化合物、脂肪的消化和吸收量，减缓餐后血糖上升速度，对糖尿病患者调节血糖、改善代谢都很有益。

黑豆中还含有较多的维生素E、大豆皂苷等抗氧化物，能清除体内的自由基，除了能降低动脉硬化和心脑血管疾病风险，还有助于改善糖尿病患者的皮肤干燥、瘙痒症状。

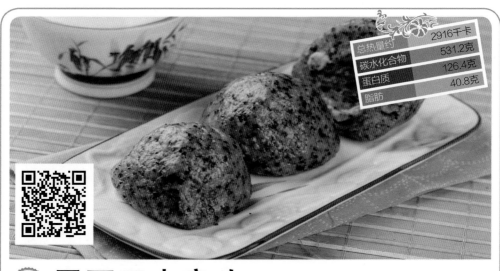

总热量约	2916千卡
碳水化合物	531.2克
蛋白质	126.4克
脂肪	40.8克

特别推荐　黑豆玉米窝头 ▶ 通利肠胃、防治便秘和消化不良

 材料 黑豆末200克，面粉400克，玉米粉200克，酵母6克，盐2克

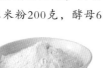

做法 ①玉米粉和面粉共入碗，加黑豆末、酵母、盐、少许温水搅匀，揉成面团，下成小剂子。
②把剂子捏成锥子状，制成窝头生坯。
③把窝头生坯放入蒸盘中，放入水温为30℃的蒸锅中，加盖待15分钟发酵后大火蒸15分钟即可。

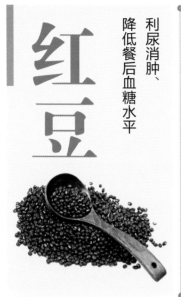

红豆

利尿消肿、降低餐后血糖水平

红豆中含有丰富的维生素A、维生素B_1、维生素B_2、烟酸及钙、磷、铁、钾、硒等人体必需的营养物质，对改善糖尿病患者糖代谢、稳定血糖水平有益。其中的烟酸是辅酶的组成部分，参与体内脂质代谢、组织呼吸的氧化过程和糖类无氧分解的过程，对改善胰岛素抵抗和血脂异常非常重要。

红豆中含有丰富的膳食纤维，可降低碳水化合物的消化吸收速率，有降低餐后血糖水平、维持血糖稳定和降低血液中低密度脂蛋白的作用。

市面销售的红豆沙中通常添加了大量的糖，其生糖指数比较高，不适合糖尿病患者食用。

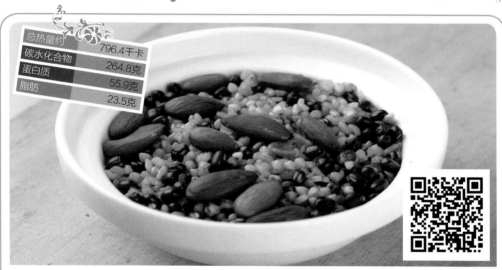

总热量约	
	796.4千卡
碳水化合物	264.8克
蛋白质	55.9克
脂肪	23.5克

特别推荐 奶香红豆燕麦饭 ▶ 稳定餐后血糖、调节血脂

材料 红豆50克，燕麦仁50克，糙米50克，巴旦木仁20克，牛奶300毫升

做法 ①把准备好的食材装入碗中，混合均匀。
②倒入适量清水，淘洗干净。倒掉淘洗的水，加入牛奶，放入巴旦木仁，将碗放入烧开的蒸锅。
③加盖，中火蒸40分钟至食材熟透；揭开盖子，把蒸好的红豆燕麦饭取出即可。

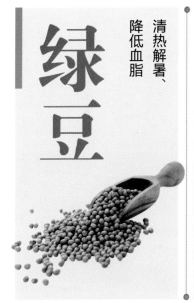

绿豆

清热解暑、降低血脂

绿豆中富含具有高效抗氧化能力的黄酮类化合物和SOD，可以清除体内的氧自由基及重金属离子，减轻这些物质对组织、细胞的损伤，改善自身代谢功能，进而稳定血糖，并减轻高血糖对胰岛β细胞的毒性作用。

绿豆淀粉中含有很多难以被人体消化吸收的低聚糖，所以绿豆热量低，让人有饱腹感，又不会使血糖急剧升高，还可降低血胆固醇含量，很适合糖尿病患者作为常用的主食之一。

中医认为绿豆性寒凉，还有降低药效的作用，因此体质虚寒、脾虚腹泻的人不可多吃，正在服用中药的人也不宜吃。

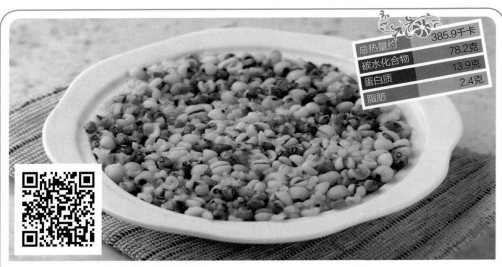

总热量约	385.9千卡
碳水化合物	78.2克
蛋白质	13.9克
脂肪	2.4克

特别推荐　绿豆薏米饭　▶ 稳定餐后血糖、预防氧化损伤

 材料　水发绿豆30克，水发薏米30克，水发糙米50克

 做法　①将食材洗净，装入碗中，混合均匀，倒入适量清水。

②将碗放入烧开的蒸锅内，盖上盖子，用中火蒸40分钟左右至食材熟透。

③揭开盖子，把蒸好的绿豆薏米饭取出即可。

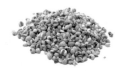

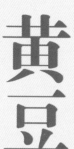

黄豆

降低血液黏稠度，防治并发症

黄豆中包含了人体所需的所有必需氨基酸，还能弥补大米、面粉等主食中赖氨酸缺乏的缺点，摄入大豆蛋白既能满足糖尿病患者较高的蛋白质消耗，又不会升高血糖，对于改善糖代谢、减轻胰岛素抵抗有一定帮助。

黄豆脂肪中不饱和脂肪酸的含量高，不含胆固醇，常吃黄豆可降低血液中胆固醇的含量，阻止动脉粥样硬化和血栓形成。

消化功能较差和患有慢性消化道疾病的人不可一次吃太多黄豆。

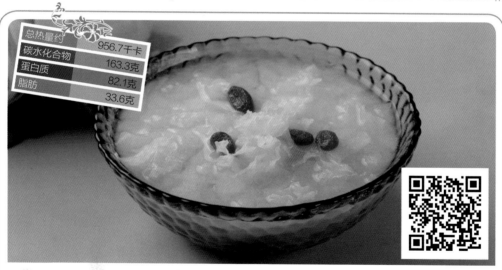

总热量约	956.7千卡
碳水化合物	163.3克
蛋白质	82.1克
脂肪	33.6克

特别推荐 银耳枸杞豆浆

▶ 改善免疫力、调节肠道菌群

材料 水发银耳100克，水发黄豆200克，枸杞15克，食粉2克

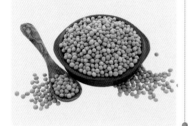

做法 ①把银耳切成小块；将黄豆倒入榨汁机搅拌杯中，加适量矿泉水榨汁。取隔渣袋置于碗中，倒入黄豆汁，滤掉豆渣。

②锅中注适量清水烧开，放食粉，倒入银耳煮沸，捞出待用。把黄豆汁倒入砂锅中煮沸。倒入银耳，放枸杞拌匀，煮约2分钟即可。

核桃仁

改善胰岛功能，调节血糖

核桃仁中含有丰富的ω-3脂肪酸，能够帮助改善胰岛功能，调节血糖。核桃还富含维生素E和生育酚，这些物质都有助于预防糖尿病。

核桃仁含丰富的不饱和脂肪酸，不但可降低血糖，还能减少肠道对胆固醇的吸收，可预防糖尿病并发高脂血症、高血压、冠心病等。

肺炎、支气管扩张等患者不宜食多吃核桃仁。核桃仁不宜与酒同食，因为核桃仁性热，多食生痰动火，而白酒也属辛甘大热，二者同食，易致血热。有咯血宿疾的人，更应禁忌。

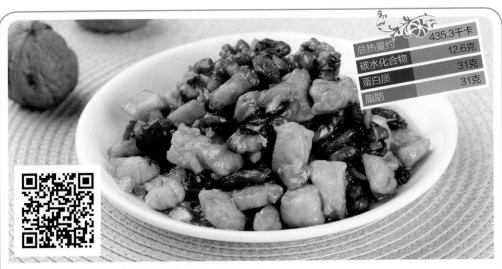

总热量约	435.3千卡
碳水化合物	12.6克
蛋白质	31克
脂肪	31克

特别推荐 核桃枸杞肉丁 ▶ 改善胰岛功能

材料 核桃仁40克，瘦肉120克，枸杞5克，姜片、蒜末、葱段各少许，盐、鸡粉各少许，食粉2克，料酒、水淀粉、食用油各适量

做法 ①瘦肉洗净切丁，放盐、鸡粉、水淀粉腌渍至入味；锅中注水烧开，加入食粉，放入核桃仁，焯煮2分钟，捞出去除外衣，入三成热的油锅中炸出香味。
②锅留底油，放入姜片、蒜末、葱段爆香，倒入瘦肉丁，炒至转色；淋入料酒，倒入枸杞，加入适量盐、鸡粉调味。放入核桃仁炒匀，盛出装盘即可。

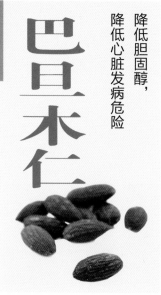

巴旦木仁

降低胆固醇，降低心脏发病危险

巴旦木仁富含蛋白质、脂肪、糖类、胡萝卜素、B族维生素、维生素C、维生素P以及钙、磷、铁等营养成分，有调节胰岛素与血糖水平的作用，也是糖耐量低减与糖尿病的食疗品之一，可以大幅度降低糖化血红蛋白，并降低血液中低密度脂蛋白胆固醇的含量，纠正脂肪的代谢异常，有利于长期的血糖控制。

虽然巴旦木仁营养价值很高，但因其脂肪高，糖尿病患者不可多吃，而且要相应扣除一部分每日规定摄入的植物油量。

重症肝炎、肝硬化、脂肪肝患者和肥胖的人应慎食巴旦木仁。

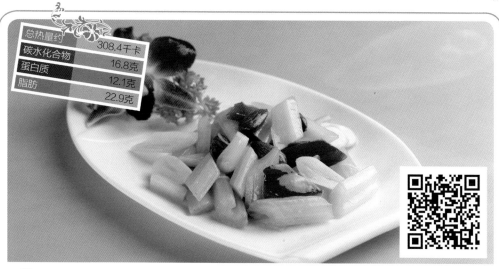

总热量约	308.4千卡
碳水化合物	16.8克
蛋白质	12.1克
脂肪	22.9克

特别推荐 大杏仁炒西芹 ▶ 预防心血管系统疾病

材料 巴旦木仁50克，西芹50克，彩椒60克，蒜片、姜丝各少许，盐2克，水淀粉4毫升，橄榄油适量

做法 ①西芹洗净切成段；洗好的彩椒切成段。
②锅中注入适量清水烧开，放入橄榄油、盐，倒入西芹和彩椒焯烫后捞出，沥干水分。
③锅中倒入适量的橄榄油，放蒜片、姜丝爆香，倒入彩椒、西芹、盐、巴旦木仁炒匀；盛出装盘即可。

腰果

减缓餐后血糖上升速度

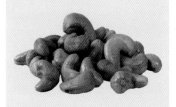

腰果所含的脂肪酸中主要是不饱和脂肪酸，其中油酸占不饱和脂肪酸的90%，有利于降低血糖。糖尿病患者常食可稳定血糖，防止餐后血糖过快升高。

腰果还含有蛋白质、维生素A、维生素B_1、维生素B_2和锰、锌、镁、硒等矿物质，有补中益气、健脾补肾、润肠通便、润肤美容的作用，可改善糖尿病多种症状。

腰果含油脂丰富，故不适合肝功能严重不良者、肠炎、腹泻患者和痰多患者食用；腰果不宜食用过多，尤其肥胖的人更要慎用；腰果含有多种致敏原，有过敏体质的人慎食。

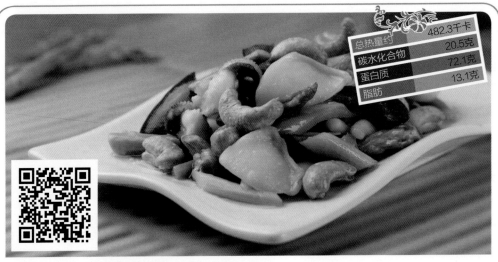

总热量约	482.3千卡
碳水化合物	20.5克
蛋白质	72.1克
脂肪	13.1克

特别推荐 芦笋腰果炒墨鱼　▶ 降低胆固醇

材料 芦笋80克，腰果30克，墨鱼100克，彩椒50克，姜片、蒜末、葱段各少许，盐4克，鸡粉3克，料酒8毫升，水淀粉6毫升，食用油适量

做法 ①食材洗净，芦笋去皮切段；彩椒切小块分别焯水备用；墨鱼切片装碗，加盐、鸡粉、料酒、水淀粉腌渍10分钟，余水后捞出备用。
②油锅烧热，倒入腰果炸至呈微黄色，捞出。锅底留油，放姜片、蒜末、葱段爆香，倒入墨鱼、料酒、彩椒、芦笋炒匀，加鸡粉、盐调味，盛出撒上腰果即可。

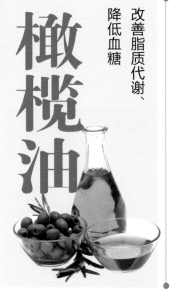

改善脂质代谢、降低血糖

橄榄油

橄榄油富含不饱和脂肪酸，能调节和控制血糖水平，改善糖尿病患者的脂质代谢，是糖尿病患者最好的脂肪补充来源。

经常适量食用橄榄油能够降低人体内血浆中低密度脂蛋白胆固醇的含量，防治高胆固醇血症，在人体内还能维持高密度脂蛋白胆固醇的平衡浓度，以保证人体对胆固醇的需求，预防糖尿病并发心脑血管疾病。

橄榄油热量较高，每天食用不宜超过30克，最好限制在25克以内。

细菌性痢疾患者、急性肠胃炎患者、腹泻者以及胃肠功能紊乱者不宜多食橄榄油。

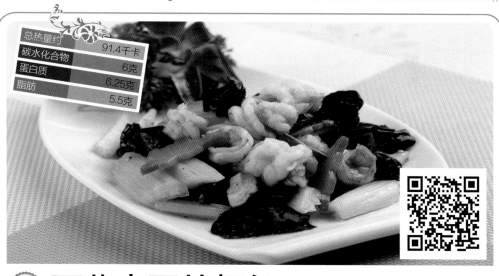

总热量约	91.4千卡
碳水化合物	6克
蛋白质	6.25克
脂肪	5.5克

特别推荐 ## 西芹木耳炒虾仁　　▶ 预防心脑血管疾病

材料 西芹75克，木耳40克，虾仁50克，胡萝卜片、姜片、蒜末、葱段各少许，盐3克，鸡粉2克，料酒4毫升，食用油（橄榄油）、水淀粉各适量

做法 ①食材洗净，西芹、木耳切块，分别焯水；虾仁加盐、鸡粉、水淀粉、食用油腌渍约10分钟。
②用油起锅，放入胡萝卜片、姜片、蒜末爆香，倒入虾仁，淋入料酒，翻炒至虾身变色。再倒入木耳、西芹快速炒至食材熟软；加入盐、鸡粉调味，倒入水淀粉勾芡，撒上葱段略炒至其断生即可。

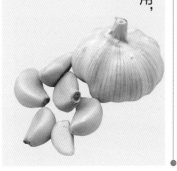

蒜

提高肝脏解毒作用，
预防糖尿病肝病

大蒜中富含蒜素、硫醚化合物以及大蒜辣油，能降血糖、降血脂。生食大蒜有提高正常人葡萄糖耐量的作用，同时还可促进胰岛素的分泌及增加组织细胞对葡萄糖的利用程度，从而降低血糖水平。

大蒜可防止心脑血管中的脂肪沉积，诱导组织内部脂肪代谢，显著增加纤维蛋白溶解活性，降低胆固醇，抑制血小板的聚集，降低血浆浓度，增加微动脉的扩张度，促使血管舒张，调节血压，增加血管的通透性，从而抑制血栓的形成和预防动脉硬化。

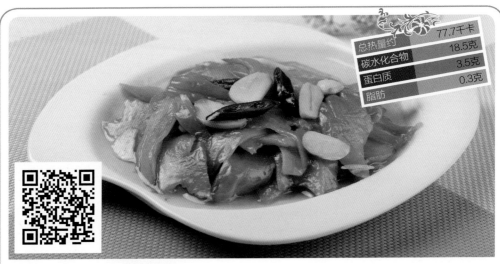

总热量约	77.7千卡
碳水化合物	18.5克
蛋白质	3.5克
脂肪	0.3克

特别推荐 蒜片苦瓜

▶ 预防动脉硬化

材料 苦瓜200克，大蒜25克，红椒10克，盐2克，鸡粉、食粉各少许，白糖3克，蚝油4克，水淀粉、食用油各适量

做法 ①苦瓜洗净去瓤，切成小块；洗好的红椒切圈；去皮洗净的大蒜切成片。锅中注入适量清水烧开，撒上少许食粉；放入苦瓜片焯烫后捞出。
②用油起锅，放入蒜片爆香，倒入苦瓜、蚝油、盐、鸡粉、白糖翻炒片刻，至食材入味；倒入切好的红椒，用大火快炒几下；倒入少许水淀粉勾芡即成。

葛根

改善胰岛素抵抗，
促进血糖代谢

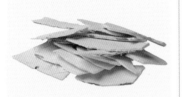

葛根所含有的葛根素能改善胰岛素抵抗，对2型糖尿病患者有很好的保健和治疗效果，能增加组织对胰岛素的敏感性，促进血糖的代谢，从而降低血糖，通常与芦根、天花粉合用。

葛根中的有效成分能扩张冠状动脉和脑血管，改善心肌和脑组织供血，并降低心肌耗氧量，改善心肌的收缩功能，可防治冠心病、心绞痛等糖尿病常见并发症，治疗糖尿病患者感觉神经的损伤，改善四肢麻木、疼痛等症状。

葛根虽好，但不宜过量服用，多吃可损伤胃气，导致呕吐。胃寒者、夏日表虚多汗者、麻疹已透发者以及乳腺增生患者均不宜服用葛根。

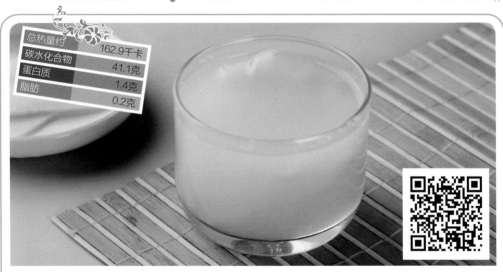

总热量约	162.9千卡
碳水化合物	41.1克
蛋白质	1.4克
脂肪	0.2克

特别推荐 **葛根茶**　　　▶ 预防血栓形成

  葛根90克

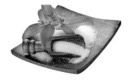

做法 ①将洗净去皮的葛根切成片。
②砂锅注水烧开，放入葛根。盖上盖子，用小火炖20分钟至其析出有效成分。
③揭盖，把炖好的葛根茶盛出，装入杯中即可。可加入适量白砂糖或蜂蜜调味。

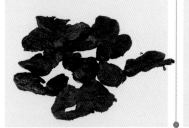

调节免疫功能、
降脂降糖

黄精

黄精有抑制肾上腺皮质功能的作用，对肾上腺皮质功能亢进所引起的脂肪及糖代谢紊乱有一定的改善作用。

黄精具有调节免疫功能、抗衰老、降血脂、改善心功能等多种功效，可用于治疗虚损寒热、脾胃虚弱、体倦乏力、口干食少、内热消渴等症，可有效改善糖尿病各种症状。

黄精中的有效成分可增加冠状动脉血流量，改善心肌缺血，降低血液中胆固醇、低密度脂蛋白、甘油三酯的含量。

黄精性质滋腻，易助湿邪，因此脾虚有湿、咳嗽痰多及中寒泄泻者均不宜服。

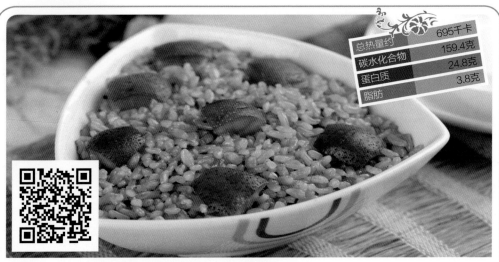

总热量约	695千卡
碳水化合物	159.4克
蛋白质	24.8克
脂肪	3.8克

特别推荐 山楂黄精糙米饭　▶ 预防心血管疾病

 材料　水发大米、水发糙米各90克，山楂50克，黄精6克

 做法　①山楂洗净去蒂，去核、切块；黄精洗净切小块。

②砂锅中注入适量清水烧开，放入黄精煎煮20分钟，滤取汤汁备用。

③取蒸碗加入洗净的糙米、大米、汤汁，撒上山楂，中火蒸40分钟至米粒熟软即可。

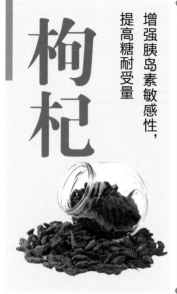

枸杞

增强胰岛素敏感性，提高糖耐受量

枸杞中的枸杞多糖，能增强2型糖尿病患者外周组织细胞对胰岛素的敏感性，增加肝糖原储备，降低血糖水平，防止餐后血糖急剧升高。

糖尿病患者适量食用枸杞，能显著降低血糖及血液中胆固醇、甘油三酯的浓度，提高高密度脂蛋白含量，对于预防、治疗糖尿病患者脂肪代谢紊乱所致的高脂血症、动脉粥样硬化、冠心病等常见并发症有较好的效果。

枸杞温热身体的效果很强，患高血压、性情太过急躁的人，或平日大量摄取肉类导致面泛红光的人最好不要食用。枸杞含糖量较高，糖尿病患者食用不宜过量。

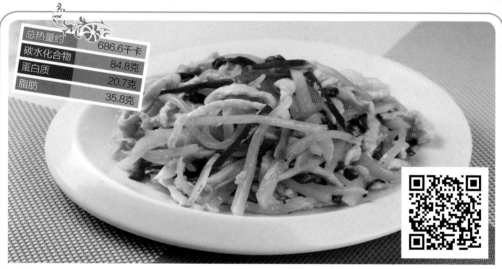

总热量约	686.6千卡
碳水化合物	84.8克
蛋白质	20.7克
脂肪	35.8克

枸杞萝卜炒鸡丝

特别推荐　▶ 增强胰岛素敏感性

材料 白萝卜120克，鸡胸肉100克，红椒30克，枸杞12克，姜丝、葱段、蒜末各少许，盐4克，鸡粉3克，料酒、生抽、水淀粉、食用油各适量

做法 ①白萝卜、红椒洗净切丝，焯水备用；洗净的鸡胸肉切丝，放入少许鸡粉、盐、水淀粉、食用油腌渍入味。
②用油起锅，放入姜丝、蒜末炒香，倒入鸡肉丝、料酒、白萝卜、红椒翻炒，加入适量盐、生抽调味，放入枸杞、葱段、水淀粉快速炒匀即可。

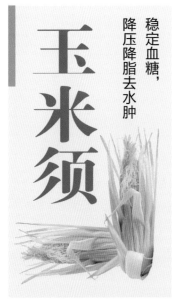

玉米须

稳定血糖，降压降脂去水肿

玉米须具有显著的降血糖作用，可减少胰高血糖素的分泌，降低基础血糖并保护受损的胰岛细胞，对糖尿病患者的肾脏有一定保护作用。

玉米须能促进胆汁的分泌和排泄，降低胆汁黏稠度，对胆囊炎、胆结石有辅助疗效。

玉米须不仅能帮助糖尿病患者稳定血糖水平，还可降血压、降血脂，对于防治糖尿病并发高血压、高脂血症及冠状动脉粥样硬化、脑卒中等心脑血管疾病有较好的效果。

煮玉米食用时应该去玉米须，不作药用时勿服。玉米须利尿性较强，并发高血压病患者小便频多时，宜谨慎饮用。

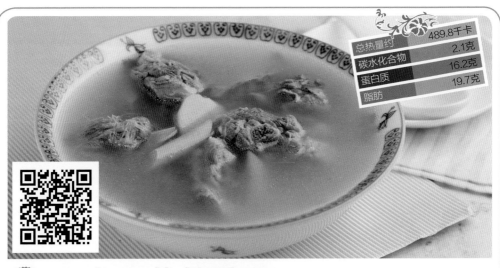

总热量约	489.8千卡
碳水化合物	2.1克
蛋白质	16.2克
脂肪	19.7克

特别推荐 玉米须芦笋鸭汤　▶ 预防动脉硬化

 材料 鸭腿200克，玉米须30克，芦笋70克，姜片少许，料酒8毫升，盐2克，鸡粉2克

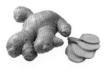

做法 ①洗净的芦笋切段；鸭腿斩成小块，入沸水中余去血水，捞出，沥干。
②砂锅注入适量清水烧开，放姜片，倒入鸭腿块，放玉米须，淋料酒，烧开后小火炖40分钟至食材熟透。
③倒入芦笋，加入适量鸡粉、盐，用锅勺拌匀调味，盛出装盘即可。

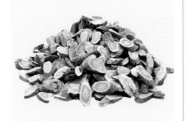

黄芪

增强胰岛素的敏感性、防治并发症

黄芪中含有黄芪多糖，既可防止低血糖，又能对抗高血糖，具有双向调节血糖的作用；还能改善糖耐量异常，减少腹部脂肪，增强胰岛素敏感性，但不影响胰岛素分泌。

黄芪不仅能扩张冠状动脉，改善心肌供血，提高免疫功能，预防糖尿病并发心血管疾病，而且能够延缓细胞衰老的进程。

病属阴虚、湿热、热毒炽盛者不宜服用黄芪，因为黄芪性味甘、微温，阴虚患者服用会助热，易伤阴动血；而湿热、热毒炽盛的患者服用容易滞邪，使病情加重。

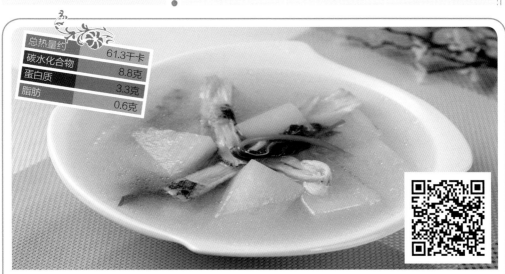

总热量约	61.3千卡
碳水化合物	8.8克
蛋白质	3.3克
脂肪	0.6克

特别推荐 黄芪红薯叶冬瓜汤 ▶ 提高免疫功能，抗衰老

材料 黄芪15克，冬瓜200克，红薯叶40克，盐2克，鸡粉2克，食用油适量

做法 ①将洗净去皮的冬瓜切小块，装入盘中。
②砂锅中注入适量清水烧开，放入洗好的黄芪、冬瓜，煮沸后用小火煮约20分钟至全部食材熟透；加入红薯叶、适量盐、鸡粉，倒入食用油，再续煮片刻，至红薯叶断生，盛出装入碗中即可。

生地黄

双向调节血糖，辅助治疗糖尿病性高血压

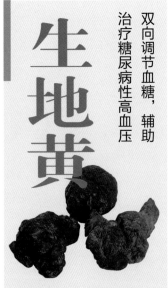

生地黄中富含多聚糖，可根据机体不同糖代谢状态对血糖产生明显的调节作用，使血浆胰岛素水平明显升高、血浆皮质酮含量下降，同时显著降低血糖。

生地黄对血压有双向调节作用，能稳定血糖水平，可辅助治疗糖尿病性高血压、冠心病、慢性肝炎、免疫功能低下等症。

生地黄性寒，脾虚湿滞、胃寒食少、痰多、便溏者均不宜服用。生地黄不宜与薤白、韭白、萝卜、葱白一起食用，在煎服时不宜用铜铁器皿。

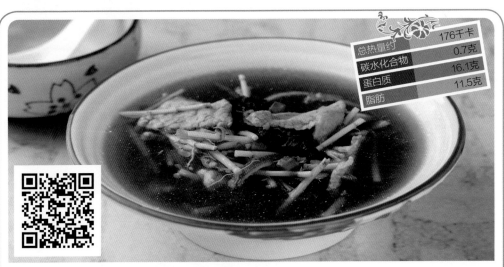

总热量约	176千卡
碳水化合物	0.7克
蛋白质	16.1克
脂肪	11.5克

特别推荐 生地茅根猪腱汤 ▶ 双向调节血压

材料 生地黄10克，白茅根70克，猪腱肉90克，陈皮8克，姜片、葱花各少许，料酒2毫升，盐3克，鸡粉少许，水淀粉4毫升，食用油适量

做法 ①洗净的白茅根切段；陈皮切丝；猪腱肉切片装碗中，放料酒、盐、鸡粉、水淀粉、食用油，腌渍10分钟。
②砂锅注入适量清水烧开，放入白茅根、陈皮、生地、姜丝拌匀，小火炖15分钟。放盐，倒入肉片，煮沸后再略煮片刻，盛出装入汤碗中，撒上葱花即可。

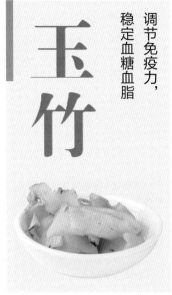

玉竹

调节免疫力，稳定血糖血脂

玉竹中的多糖成分具有降血糖、抗氧化的作用，能降低空腹血糖并保护受损的胰岛细胞，清除胰腺组织内的自由基，并升高抗氧化的酶类含量，对于减轻胰岛损伤、维持自身分泌胰岛素的功能很有益。

玉竹多糖还具有调节血脂和抗脂质氧化作用，可减少体内不饱和脂肪酸的氧化，改善糖尿病患者的糖、脂质代谢紊乱，对于稳定血糖和血脂，预防高血糖造成的血管和神经损害、动脉粥样硬化等并发症的发生发展都有一定效果。

痰湿气滞，症见痰多腹满、恶心呕吐者忌服玉竹。

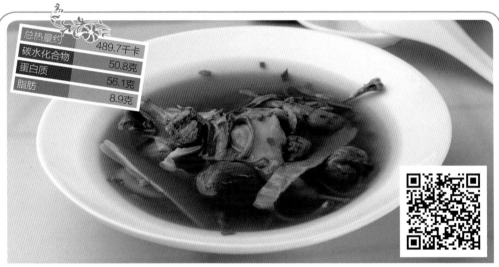

总热量约	489.7千卡
碳水化合物	50.8克
蛋白质	56.1克
脂肪	8.9克

特别推荐 **玉竹虫草花鹌鹑汤** ► 调节血脂和抗脂质氧化

材料 鹌鹑肉230克，虫草花30克，蜜枣、无花果、淮山药各20克，玉竹10克，姜片、葱花各少许，盐、鸡粉各少许，料酒6毫升

做法 ①锅中注水烧开，倒入洗净的鹌鹑肉，放入蜜枣，加入洗好的无花果、淮山药、玉竹，撒上姜片，再放入洗净的虫草花，淋上少许料酒提味，煮沸后用小火再煲煮约30分钟至食材熟透。
②加入少许盐、鸡粉，拌匀调味。用中火续煮片刻至汤汁入味；关火后盛出，撒上葱花即可。

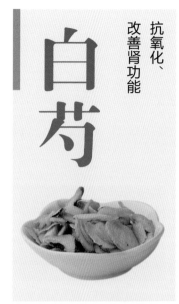

白芍

抗氧化、改善肾功能

白芍中的有效成分能纠正2型糖尿病患者的胰岛素抵抗，增强组织对胰岛素的敏感性，通过增强外周组织对糖的利用而降低血糖，并改善高胰岛素血症和高脂血症。

白芍总苷具有抗炎、抗氧化和免疫调节活性，而且毒副作用很少，可以减轻肾组织中的氧化应激和炎症细胞浸润，降低尿白蛋白，纠正肾组织结构异常，改善肾功能和肾脏病理损害，对于预防和辅助治疗糖尿病肾病有一定效果。

白芍性寒，虚寒性腹痛泄泻者以及小儿出麻疹期间不宜食用；孕妇不宜过多食用。此外，服用中药藜芦者也不宜食用白芍。

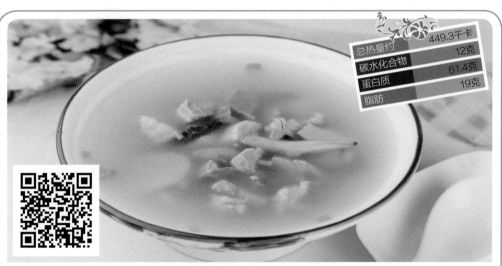

总热量约	449.3千卡
碳水化合物	12克
蛋白质	61.4克
脂肪	19克

特别推荐 白芍甘草瘦肉汤 ▶ 增强免疫功能

材料 猪瘦肉300克，白芍、甘草各10克，姜片、葱花各少许，料酒8毫升，盐2克，鸡粉2克

做法 ①处理干净的猪瘦肉切条，改切成丁。砂锅注入适量清水烧开，放入白芍、甘草和姜片，倒入猪瘦肉丁，搅散开。淋入适量料酒，拌匀，加盖，烧开后小火炖30分钟至药材成分充分析出。
②揭开盖子，放入盐、鸡粉，用锅勺拌匀调味；关火，将煮好的汤料盛入汤碗中，撒上葱花即成。

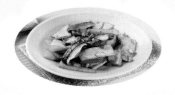
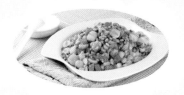

Part 3
常见糖尿病
并发症特效食谱

消

消 瘦

瘦

糖尿病并发症是常见的慢性并发症，是由糖尿病病变转变而来，其发生时间一般在患糖尿病五年之后，发生的早晚和严重程度与血糖控制的好坏、血脂、血压等有直接关系。

常见糖尿病并发症状有并发高血压、高血脂症、冠心病、肾病、眼病、脂肪肝、便秘、失眠、骨质疏松等，针对不同的并发症，在饮食调理上也应兼顾合并疾病的特点来对症调理。

高血压

糖尿病并发

如果糖尿病患者同时患有高血压，那么并发心脑血管疾病的概率比无高血压的糖尿病患者要高出很多。这类患者通常会出现头晕、头痛、烦躁、心悸、失眠、注意力不集中、记忆力减退、肢体麻木、出血等症状。饮食方面应注意：

①控制盐的摄入量，每日最多不能超过5克。②饮食主要以清淡为主。多吃含钙高的食物，多吃真菌类食品。③常吃降血压的食物，如大蒜、洋葱、胡萝卜、芹菜、绿豆、海带等。④不宜进食动物性油脂及胆固醇含量高的食物，如猪肉、猪肝等。⑤不宜进食辛辣刺激性食物，如胡椒、浓茶、烈酒等。

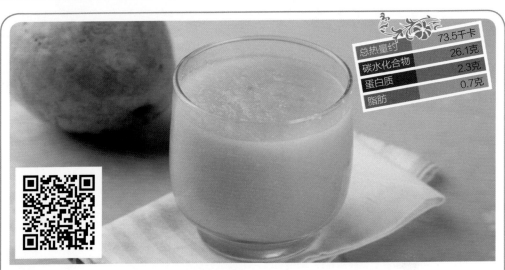

总热量约	73.5千卡
碳水化合物	26.1克
蛋白质	2.3克
脂肪	0.7克

特别推荐 番石榴西芹汁 ▶ 刺激胰岛素、增加血管壁的韧性

 材料 番石榴150克，西芹100克

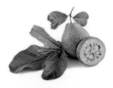

做法 ①洗净的西芹切成段；洗好的番石榴对半切开，切成瓣，再切小块，备用。锅中注入适量清水烧开，放入西芹，焯煮片刻，捞出沥干。
②取榨汁机，将西芹、番石榴倒入榨汁机中，倒入适量矿泉水，榨取番石榴西芹汁。
③把榨好的果蔬汁倒入玻璃杯中即可。

冠心病 糖尿病并发

糖尿病并发冠心病时往往病情较重，这是因为糖尿病合并冠心病者常有多支冠状动脉粥样硬化，且狭窄程度也较重。饮食注意如下：

①患者应清淡饮食。烹调时尽量选择植物油，最好是橄榄油、菜籽油等，含有较多的不饱和脂肪酸。用油量要严格控制在每天25克以内。②饮食应易消化，多摄入低碳水化合物、低脂、低盐、高蛋白质、高维生素、高纤维素的食物，如草莓、橄榄、无花果、猕猴桃、白萝卜等。③饮食宜定时、定量，少食多餐；忌甜食、饱食、烟、酒及刺激性食物；进餐时间要与胰岛素注射时间相配合。

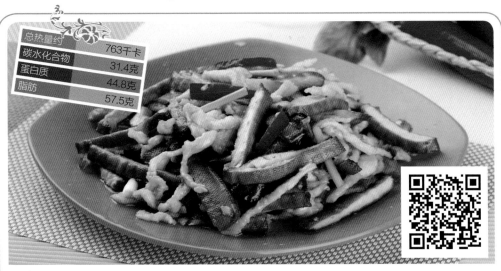

总热量约	763千卡
碳水化合物	31.4克
蛋白质	44.8克
脂肪	57.5克

特别推荐 鸡丝豆腐干

▶ 增强免疫力、防止血管硬化

材料 鸡胸肉150克，豆腐干120克，红椒30克，姜片、蒜末、葱段各少许，盐2克，鸡粉3克，生抽2毫升，水淀粉、料酒、食用油各适量

做法 ①洗净食材，豆腐干切条，入油锅炸香；红椒切丝；鸡胸肉切丝，放盐、鸡粉、水淀粉、食用油腌渍至入味。

②锅底留油，放入红椒、姜片、蒜末、葱段爆香，倒入鸡肉丝炒匀，淋料酒炒香，倒入豆腐干拌炒。

③加入盐、鸡粉、生抽炒匀，水淀粉勾芡即可。

肾病 糖尿病并发

糖尿病并发肾病是糖尿病最严重的慢性并发症之一。肾血管一旦发生病变，就会导致肾脏出现多种病症，如蛋白尿、渐进性肾功能损害、高血压、贫血、水肿、腰痛等症状，晚期会出现肾衰竭。饮食方面应注意：

①限制食用对肾脏有刺激作用的食物。②对于有蛋白尿但肾功能正常者，每日蛋白质的摄入量以80～100克为宜。③提倡低盐或者无盐饮食。④不要盲目限制饮水，要根据水肿、血压等变化情况再确定水的摄入量。⑤糖尿病肾病患者不宜食用金橘、黑枣、香蕉、面包、油条、腊肉、蜂蜜、巧克力、果脯等食物。

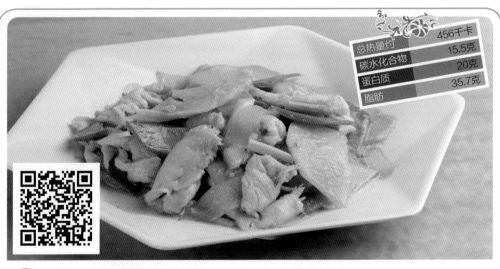

总热量约	456千卡
碳水化合物	15.5克
蛋白质	20克
脂肪	35.7克

特别推荐 小炒佛手瓜

▶ 有利尿作用、促进排钠

材料 佛手瓜130克，鸡胸肉100克，胡萝卜95克，蒜末、葱段各少许，盐3克，鸡粉3克，料酒8毫升，水淀粉4毫升，食用油适量

做法 ①洗净食材，食材切片，鸡肉片加盐、鸡粉、水淀粉、食用油腌渍10分钟。锅中注水烧开，加入盐、食用油，倒入佛手瓜、胡萝卜煮1分钟，捞出沥干。
②用油起锅，放葱段、蒜末爆香，倒入鸡肉片快速翻炒，淋料酒，倒入焯好的食材炒匀，加入盐、鸡粉，炒匀后水淀粉勾芡炒匀即可。

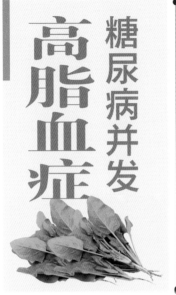

糖尿病并发

高脂血症

大多数糖尿病患者都有胰岛素分泌相对不足的情况，而胰岛素分泌不足常可引起脂质代谢异常。轻度高血脂患者通常没有不舒服的感觉。较重者会出现头晕目眩、头痛、胸闷、气短、心慌、胸痛、乏力、口角歪斜、不能说话、肢体麻木等症状。饮食应注意：

①每天摄入油脂总量不宜超过75克，其中植物油不超过50克，动物油不超过25克。②少吃油炸、煎、炒食品。③多吃一些富含纤维素的膳食，例如粗粮、蔬菜等。④膳食中蛋白质应占16%～25%，充足的蛋白质供给可避免身体虚弱，并且有利于改善血脂。

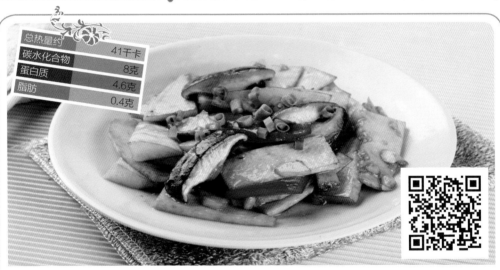

总热量约	41千卡
碳水化合物	8克
蛋白质	4.6克
脂肪	0.4克

特别推荐 ## 香菇炒冬笋 ▶ 降低胆固醇、预防动脉硬化

材料 鲜香菇60克，竹笋120克，红椒10克，姜片、蒜末、葱花各少许，盐3克，鸡粉3克，料酒4毫升，水淀粉、生抽、老抽、食用油各适量

做法 ①洗净食材，香菇、红椒切小块；竹笋切片。
②锅中注水烧开，放少许盐、鸡粉、食用油，倒入竹笋、香菇拌匀，煮1分钟至其八成熟捞出。
③用油起锅，放姜片、蒜末、红椒爆香，倒入竹笋和香菇炒匀，淋料酒，加生抽、老抽拌炒匀，放盐、鸡粉炒匀调味，水淀粉勾芡，出锅撒上葱花即可。

脂肪肝 糖尿病并发

成年型糖尿病性脂肪肝与肥胖型糖尿病有关，约有50％的糖尿病患者并发脂肪肝。糖尿病并发脂肪肝一般会出现上腹不适、厌食、腹胀、呕吐，甚至肝脏肿大等症状。饮食应注意：

①严格戒酒，多摄入富含维生素、矿物质及膳食纤维的饮食。②养成有规律的饮食习惯，做到定时、定量、细嚼慢咽，做到粗细粮搭配。③忌暴饮暴食；晚饭应少吃，临睡前切忌加餐。④充分合理饮水，平均每3小时应摄入300～500毫升。⑤糖尿病并发脂肪肝患者忌吃油条、酸菜、腊肉等高热、高盐食物，以及葡萄、桂圆、柿子、甜瓜、金橘等高糖水果。

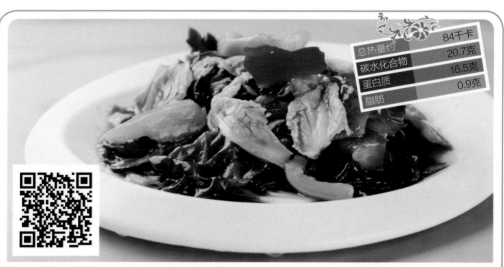

总热量约	84千卡
碳水化合物	20.7克
蛋白质	16.5克
脂肪	0.9克

特别推荐 捞汁手撕拌菜

▶ 促进消耗脂肪、保护肝脏

材料 紫甘蓝200克，彩椒65克，大白菜85克，生菜90克，盐2克，鸡粉2克，蚝油15克，老抽2毫升，水淀粉5毫升，辣椒油10毫升，陈醋10毫升，生抽8毫升，食用油适量

做法 ①洗净食材，撕成小块，都放入加食用油的沸水锅中煮1分钟至熟软后捞出，冰水浸泡降温。②锅中注油，加入清水、辣椒油、蚝油搅匀，再加生抽、陈醋、盐、鸡粉、老抽煮至沸，加水淀粉搅匀，制成捞汁，浇在食材上拌匀即可。

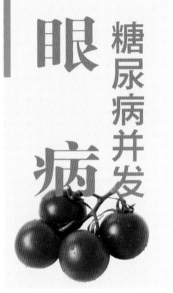

眼病 糖尿病并发

糖尿病并发的眼病可发生在眼的各个部位，如角膜异常、视神经病变等。其主要的临床表现为视力的改变，而改变的程度与视网膜病变的程度和部位有关。饮食应注意：

①控制热量的摄入，供应充足蛋白质，可多吃牛奶、瘦肉、牡蛎、青鱼、鳝鱼等。②多食富含维生素的新鲜蔬果，如苹果、猕猴桃、柠檬、山楂、胡萝卜、南瓜、西红柿、白菜、白萝卜。③宜多吃粗粮和豆类，如荞麦、玉米、大豆、黑豆、豆浆。④糖尿病并发眼病患者忌吃油条、烧烤类食物；忌吃香椿、动物内脏、肥肉、大蒜、辣椒、咖啡、浓茶、酒等食物。

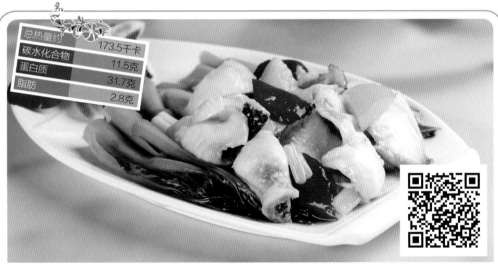

总热量约	
	173.5千卡
碳水化合物	11.5克
蛋白质	31.7克
脂肪	2.8克

菜心炒鱼片 （特别推荐）

▶ 降低血糖、清热明目

材料 生鱼肉150克，彩椒40克，红椒20克，菜心200克，姜片、葱段各少许，盐3克，鸡粉2克，料酒5毫升，水淀粉、食用油各适量

做法 ①洗净食材切好备用。生鱼肉片加盐、鸡粉、水淀粉、食用油腌渍后，入油锅滑油，捞出备用。
②开水锅中加油、盐，倒入菜心至断生后捞出装碗。
③锅底留油，放入姜片、葱段、红椒、彩椒爆香，放入生鱼片，加料酒、鸡粉、盐炒匀，再加水淀粉快速翻炒至入味，盛出放在菜心上即成。

便秘 糖尿病并发

糖尿病性便秘因病因不同可分为痉挛性、梗阻性、无力性三种，其中无力性便秘是因腹壁及肠道肌肉收缩无力造成，最常见于老年人。尤其是糖尿病患者，高血糖导致肠道神经功能紊乱更加容易引起排便困难。

饮食应注意：①增加膳食纤维的摄入，晨起空腹饮一杯温开水。②多吃些富含维生素B_1的食物以保护胃肠神经和促进肠蠕动；适当食用莴笋、萝卜、豆类等产气食物，刺激肠道蠕动，以利于排便。③不用或减少用刺激性食物或调味品，如辣椒、咖喱粉、浓茶等。④糖尿病并发便秘患者忌吃糯米、松花蛋、大蒜、咖啡、酒等。

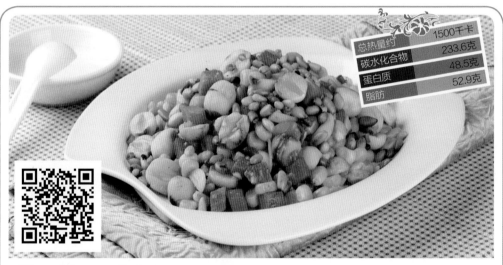

总热量约	1500千卡
碳水化合物	233.6克
蛋白质	48.5克
脂肪	52.9克

特别推荐 莲子松仁玉米 ▶ 加强胰岛素功效、保护肠胃

材料 鲜莲子150克，鲜玉米粒160克，松子70克，胡萝卜50克，姜片、蒜末、葱段、葱花各少许，盐4克，鸡粉2克，水淀粉、食用油各适量

做法 ①洗净食材，胡萝卜去皮切丁；莲子去芯。②胡萝卜、玉米粒、莲子入开水中焯烫后捞出。③油锅烧至三成热，放松子滑油至熟，捞出沥干油。④用油起锅，放姜片、蒜末、葱段爆香，放玉米粒、胡萝卜、莲子炒匀，加盐、鸡粉调味，水淀粉勾芡，出锅撒上松子和少许葱花即可。

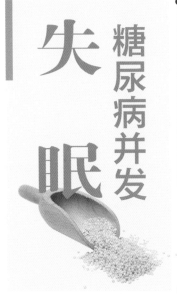

糖尿病并发失眠

糖尿病极易引起失眠，是由于糖尿病患者自身病理变化所致，其主要的临床表现为焦虑、抑郁、神经衰弱、心悸、多汗、坐立不安、入睡困难以及半夜醒来后难以再次入眠。饮食建议如下：

①控制热量的摄入，均衡饮食，合理分配三餐。②可适当食用一些有助于改善睡眠的食物，如小米、燕麦、莲藕、百合、莴笋、银耳、脱脂牛奶等。③可适当食用一些有助眠功效的中药材，如灵芝、枸杞、酸枣仁、柏子仁、莲子等。④糖尿病并发失眠患者忌吃糯米、薯片、蚕豆等不易消化的食物；忌喝咖啡、酒、可乐、浓茶等兴奋性饮品。⑤睡前最好不要喝水。

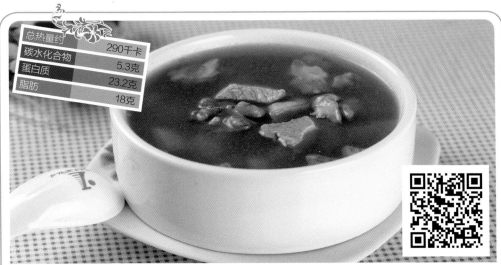

总热量约	290千卡
碳水化合物	5.3克
蛋白质	23.2克
脂肪	18克

特别推荐 土茯苓核桃瘦肉汤 ▶ 保护心血管、舒缓神经

材料 土茯苓25克，核桃仁20克，猪瘦肉100克，姜片少许，盐、鸡粉各2克，料酒4毫升

做法 ①洗净食材，猪瘦肉切丁。
②砂锅中注水烧开，放入土茯苓，撒上核桃仁，再倒入猪瘦肉丁，放入姜片，淋入少许料酒，搅匀；盖上盖，烧开后用小火炖约40分钟，至食材熟透。
③取下盖子，加入鸡粉、盐，搅匀，续煮片刻至食材入味；关火后盛出，放在汤碗中即成。

糖尿病并发 骨质疏松症

糖尿病患者发生骨质疏松症时，常有腰背、髋部疼痛或持续性肌肉钝痛，严重者在稍遇外力时极易发生骨折。饮食建议如下：

①补充富含钙的食物，如牛奶和其他奶制品。②宜吃食物有：粮豆类（燕麦、玉米、豆腐）、水果类（西瓜、柠檬、桑葚）、蔬菜类（白菜、包菜、白萝卜、南瓜、苋菜、芹菜）、水产类（三文鱼、牡蛎、虾皮）、菌菇类（香菇、口蘑、鸡腿菇）。③忌吃油饼、油条、奶油蛋糕等高油脂、高热量食物；忌喝咖啡、酒；忌吃酱菜、咸菜、胡椒、干辣椒、芥末、醋等辛辣刺激性食物等。

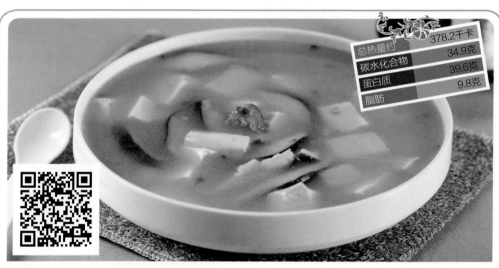

总热量约	378.2千卡
碳水化合物	34.9克
蛋白质	39.6克
脂肪	9.8克

（特别推荐）**生蚝豆腐汤** ▶ 补充钙质、提高免疫力

材料 豆腐200克，生蚝肉120克，鲜香菇40克，姜片、葱花各少许，盐3克，鸡粉、胡椒粉各少许，料酒4毫升，食用油适量

做法 ①洗净食材，香菇切粗丝；豆腐切小方块。②锅中注水烧开，加盐后放入豆腐煮约半分钟，捞出沥干；再倒生蚝肉，拌煮片刻至其断生；捞出沥干。③用油起锅，放姜片爆香，倒入香菇丝炒匀，放生蚝肉翻炒，淋料酒，加清水，沸腾时倒入豆腐块，加入盐、鸡粉、胡椒粉，续煮片刻至入味即成。

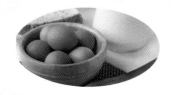

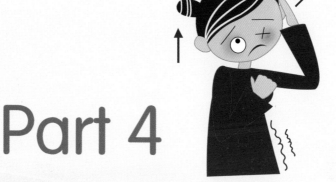

Part 4

高血压患者须知常识

　　许多成功的经验告诉我们，高血压是可防可治的。有研究资料证明，采取健康的生活、饮食方式可使高血压的发病率减少55%。本章首先介绍了血压以及高血压病的一些基础知识，然后重点介绍了如何从生活和饮食的细节上预防和控制高血压病，包括高血压病患者饮食的"二多三少"的饮食原则以及多项饮食注意，如：在饮食生活中要注意控制热量、限钠低盐饮食、优质蛋白饮食、低脂肪饮食、多饮水、补充钾、钙等。

高血压相关常识

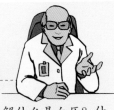

　　高血压"威胁"着人们的健康，从现在起关心您的血压，了解什么是血压？什么是高血压？影响血压的因素、高血压的诊断标准等知识，全面认识血压的概念，重视食疗，轻松甩掉高血压带来的压力。

● 1.认识血压

　　血压是指血液在血管内流动时，对血管壁产生的单位面积侧压力，血压是由心脏、血管及在血管中流动的血液共同形成的。

　　血管分为动脉、毛细血管和静脉，因此就有动脉血压、毛细血管压和静脉压，但我们通常所说的血压主要是指动脉血压。

● 2.与血压相关的名词解释

（1）收缩压

　　血压透过所谓的收缩作用输送血液(心跳次数)次数多的时候，假使血液流动的阻力(总末端神经系统阻力)增大，将会造成血压升高。其中意函让我们以心脏收缩的构造来说明。只要心脏的左心室收缩，便会将心脏的血液输往大动脉，这时所产生的数值就称为收缩压，也就是高压。

（2）舒张压

　　左心室结束收缩后，左心室和人动脉之间的左心室便会关闭，停止血液输送，这时血液会从左心房流到左心室，形成左心室扩张的现象。另一方面，血液输送到大动脉时将使大动脉扩张，并将血液积聚于大动脉输送至全身的末梢动脉，此时的血压值最小。此数值是舒张时期的血压，也就是低压。

● 3.影响血压的因素

　　血压无时无刻不在变化，即使是在同一天中，血压也在经常变动。而在一年中，血压更会随着季节的变动而发生明显变化，所以影响血压的因素是很多的。

（1）季节变化

　　一年中，血压在寒冷的冬季比较容易上升，而在气温较高的夏季则会呈下降的趋势。据调查，血压正常者和高血压患者的血压都是冬季高夏季低。有研究报告指出，冬季因为大气压的变化，很容易影响血压。但对患高血压的人来说，并不意味着夏季就是可令人安心的季节，因为流汗容易导致身体水分不足，血液黏稠度增加，这也会促使血压上升。

（2）食盐摄入量

如果摄入太多食盐，一定会增加水分的摄取，水分摄取过多会使血液量增加，从而导致血压升高。

（3）精神压力

在安静、心平气和的状态下，人的血压较低；而在劳动、情绪变化，以及进食、排便、剧烈运动时血压均会升高。

（4）年龄因素

从年龄上来讲，老年人的血压更容易波动，精神上的微小刺激也可使血压升高，原因是老年人动脉硬化使血管弹性降低，不能很好地顺应心脏排血量的变化。因此，老年人的血压值应多测量几次，排除由波动性因素所致的高血压，才能得到一个较为可靠的血压数值。

（5）体位因素

正常人的血压随体位不同而有所变化，即立位时高，坐位次之，卧位时低。因为立位时血压必须调节得略高一些，才能保证头部血液供应。老年人由于压力感受器和血液循环调节功能减退，在突然起立时血压下降较明显，可出现体位性低血压（又称直立性低血压）。

（6）其他因素

吸烟、饮酒、肥胖、运动、温度、饮食、服药，以及肾脏或副肾、胰脏、前列腺等器官分泌的激素都可引起血压波动。

认识血压的波动性和影响血压波动的因素，对高血压的诊断和治疗有着重要的意义，我们不能凭一次随测血压读数来确定人体的血压水平，重复检测血压对确诊高血压来说是非常重要的。

● 4.测测自己的血压是否正常

正常人的收缩压为90～140毫米汞柱，舒张压为60～90毫米汞柱，最理想的血压为收缩压低于120毫米汞柱，舒张压低于80毫米汞柱。收缩压达到130～139毫米汞柱，舒张压达到85～89毫米汞柱，便被视为"正常最高值"，血压达到这个级别的人，将来发生高血压的可能性会大大增加，如果还有肥胖、嗜酒、摄入食盐过多（每天超过8克）、糖尿病或家族中有高血压病史等情况，那么患高血压的几率又会提高很多，所以这类人应该提高警惕。另外还要说明一点，血压通常以上肢肱动脉测得的数值为代表。但是上下肢之间、双侧上肢或下肢之间血压可以有一定差别，不同个体、同一个体的不同时间血压都可能有所不同。比如，不同年龄阶段的相对正常血压值就不一样，一个人一生中的正常血压标准也是不一样的。如果您已步入中年，收缩压小于140毫米汞柱、舒张压小于90毫米汞柱，这并不代表您的血压正常。据临床观察，一些人血压虽然正常但实际上已经有了头疼、头晕、脖子发硬等高血压症状，还有部分人虽然没有任何症状但心电图显示异常。

如何才能知道自己的血压状况是否正常呢？相关专家表示，定期体检很重要。体检时，要将测得的当前血压值和询问病史、基础血压相结合，还要将测量血压和心功能检查相结合，心功能同步检测分析仪可对每个高血压患者的多种指标实施监控，做到未雨绸缪，同时又能对高血压进行诊断分型。

5.高血压的定义

高血压是指收缩压（SBP）和舒张压（DBP）升高的临床综合征。医学调查表明，血压有个体和性别的差异。一般说来，肥胖的人血压稍高于中等体格的人，女性在更年期前血压比同龄男性略低，更年期后动脉血压有较明显的升高。人群的动脉血压都随年龄增长而升高，很难在正常与高血压之间划一明确的界限。高血压定义与诊断分级标准，规定SBP≥140毫米汞柱(18.67千帕)和DBP≥90毫米汞柱(12.0千帕)为高血压。

6.高血压的诊断标准

目前，我国已将高血压的诊断标准与世界卫生组织于1978年制订的标准统一，即三次检查核实后，按血压值的高低分为正常血压、临界高血压和诊断高血压。正常血压：收缩压在140毫米汞柱或以下，舒张压在90毫米汞柱或以下，而又非低血压者，应视为正常血压。

临界高血压：收缩压在141～159毫米汞柱，舒张压在91～95毫米汞柱之间。确诊高血压：收缩压达到或超过160毫米汞柱，舒张压达到或超过95毫米汞柱。这里需要注意的是，血压正常与否是人为划定的界线，诊断高血压的标准会随着对

血压的进一步认识而有所不同。比如，过去认为，随着年龄的增长，收缩压和舒张压均有增高的趋势，不同的年龄组血压数值是不同的，尤其是收缩压，而现在却有资料表明，无论处于哪个年龄组，只要收缩压超过160毫米汞柱（21.3千帕），患脑卒中、心肌梗死、肾功能衰竭的几率和死亡率都会增加。160毫米汞柱（21.3千帕）的收缩压是危险的标志，这就是将160毫米汞柱（21.3千帕）作为确诊高血压的界点的道理。

另一方面，只有当舒张压降至80毫米汞柱(10.7千帕)以下时，才可能有效

减少冠心病、心肌梗死的发生和死亡率。当然，这个结论还需要更多的临床试验进行验证，以便确定更合理、更全面的血压界点。

以下是我国2011年高血压防治指南的血压水平分类和定义表。

血压水平分类和定义表

分类张压	收缩压（毫米汞柱）		舒张压（毫米汞柱）
正常血压	＜120	和	＜80
正常高值	120～139	和/或	80～89
高血压	≥140	和/或	≥90
1级高血压（轻度）	140～159	和/或	90～99
2级高血压（中度）	160～179	和/或	100～109
3级高血压（中度）	≥180	和/或	≥110
单纯收缩期高血压	≥140	和	＜90

🥣 7.高血压相关名词解释 ─────────────── ○

（1）白大衣性高血压

所谓白大衣性高血压是指在诊所测血压升高，而24小时动态血压正常，所以将患者在诊所短暂的血压升高称为白大衣效应或白大衣现象。白大衣效应是产生白大衣性高血压的基础，研究表明，高血压中约1/4为白大衣性高血压或仅为白大衣效应，而且相当一部分顽固性高血压亦仅是白大衣效应的结果。

（2）原发性高血压

原发性高血压是指发病机制尚未完全明了，而临床上又以体循环动脉压升高为主要表现的一种疾病，占人群高血压患者的95％以上。动脉压升高主要是由于周围小动脉阻力增高所致，可伴有不同程度的心排血量和血容量的增加。一般说来，原发性高血压的确定是在排除继发性高血压以后才能进行，就是已经确定了原发性高血压，也应让患者明确发病因素。确定的发病因素有遗传、肥胖、高盐饮食、饮酒、精神

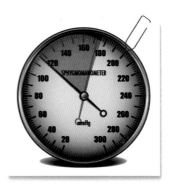

紧张等，并指导患者消除这些危险因素，降低血压，预防心血管疾病。

（3）继发性高血压

是指由于患者患了某些明确的疾病，这些疾病常常伴有血压升高，即高血压是那些疾病的一个症状或体征，这些患者血压升高的原因基本明确，故称为继发性高血压。继发性高血压虽只占高血压人群的1%～5%，但因其病因明确，如能注意诊断，其中部分患者可以得到根治。对于继发性高血压的原发疾病不能及时发现和确诊者，将会严重危害人们的健康。因此，在给每一例高血压患者诊断时，一定要做好高血压的诊断工作。

（4）顽固性高血压

是指采用调整生活方式和给予足够剂量的药物联合治疗后，仍不能使典型原发性高血压患者的血压降至140毫米汞柱/90毫米汞柱（18.6千帕/12.0千帕）以下，或单纯收缩期高血压患者的收缩压不能降至140毫米汞柱（18.6千帕）以下的高血压类型。国外有报道，大约有10%的高血压为顽固性高血压。

（5）急进性高血压

是指血压显著的升高，舒张压甚至可达130毫米汞柱以上，其可由缓进性高血压发展而来，也可起病于恶性高血压，多见于中青年患者。其临床表现进展极为迅速，蛋白尿、血尿、氮质血症或尿毒症等症状在发病后不久就会出现，而且短期内会出现心力衰竭、视力迅速下降、无视、乳头水肿、视网膜病变（Ⅲ级）等。

（6）恶性高血压

血压常超过230/130毫米汞柱，起病急、进展快、血压升高是其特点，可由缓进型高血压恶化而来，也可起病于急进型高血压，多见于青壮年，不过临床上较少见。恶性高血压有其特征性的病变，常表现为细动脉纤维素样坏死和坏死性细动脉炎。其病变主要累及肾和脑血管，会致肾、脑发生缺血性坏死和出血等，严重损害肾、脑功能。

（7）临界高血压

也称边缘型高血压，其测得的血压值在正常血压至确诊高血压之间。血压稍偏高，各重要器官，如心、脑、肾无器质性损害是其特点，但临床观察表明，临界高血压者易发展成高血压病，心血管并发症的发生几率及病死率也比正常人高出2倍。它大多数时候不伴随任何不适症状，且没有器质性的损害，所以极容易被忽视。

（8）体位性高血压

是指患者在站立或坐位时血压偏高，而睡下平卧位时的血压正常，此病的特点是它一般没有高血压的特征，常是在体检或偶然的情况发现的，但是也有个别严重者，会伴有心悸、易疲倦、入睡快等症状。这种高血压在国内高血压患者中占4.2%，一般不会采用降压药物治疗，因为若使用利尿剂等降压药，不但降不了压，还有可能会激发血压进一步升高。对于此类型的高血压，一般建议采用运动疗法以及对症使用一些肌酐、B族维生素之类的药物，效果一般较好。

（9）睡眠性高血压

是指在睡眠时或睡醒后血压升高，其发病多见于患有阻塞性睡眠呼吸暂停综合征和鼾症伴有睡眠呼吸暂停的人。由于睡眠时上呼吸道分泌物的增多或者阻塞，引起血氧饱和度下降、二氧化碳的浓度升高，导致交感活性增强，从而造成周围阻力小动脉的管壁发生代偿性的肥厚、管腔狭窄，增高对缩血管活性物质的反应性，出现血压升高的现象，并且还会因为血气的改变，引发各种心律失常及并发其他心血管疾病。

（10）高血压脑病

是一种大脑过度灌注，导致脑水肿和颅内压增高，引起的一系列临床表现。此病可发生于急进型或严重缓进型高血压病患者、伴有明显脑动脉硬化者。主要症状包括血压突然升高、头痛、恶心、烦躁不安、剧烈头痛、呕吐、心动过缓、脉搏有力、呼吸困难、视力障碍、黑蒙、抽搐、意识模糊甚至昏迷。也可有暂时性偏瘫、半身感觉障碍、失语等。发作的时间从数分钟到数小时甚至数日之久不等。

（11）高血压危象

高血压危象是一种临床综合征，主要表现为血压的突然升高，以收缩压升高为主，同时伴有头痛、眩晕、烦躁、面色苍白、口干、心悸、耳鸣、多汗、恶心、呕吐、视力模糊或暂时失明、尿频、尿急等症状，严重者可出现心绞痛、脑水肿或肾功能障碍。上述症状一般持续时间较短。高血压危象可发生于任何类型的高血压，收缩压大多超过200毫米汞柱（26.7千帕），舒张压大多超过130毫米汞柱（17.3千帕）。

8.高血压有"三高"、"三低"

在讲述高血压时，我们经常提到"三高"和"三低"，那到底什么是"三高"、"三低"呢？

（1）三高

患病率高：据统计，1998年我国高血压患者为1.1亿，平均每11人或每3个家庭中就有一名高血压患者。

致残率高：目前我国脑卒中患者为600万，其中75%不同程度地丧失劳动力，40%重度致残，每年有150万新发脑卒中患者。

死亡率高：在我国每年因疾病死亡的城市人口中，死于心脑血管疾病的人数多达41%，其中北京市已高达51%。

（2）三低

知晓率低：1991年的调查表明，城市对高血压的知晓率为36.3%，农村为13.7%。

服药率低：城市高血压患者的服药率为17.4%，农村为5.4%。

控制率低：血压控制在140／90毫米汞柱以下者，城市为4.2%，农村为0.9%。

降血压从饮食开始

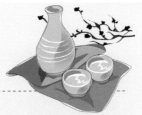

　　饮食调理对高血压患者有益，降血压自然要从饮食开始，应遵循日常饮食原则，还要限制盐的摄入量，饮食上还应注意补钙，对于一些不良的饮食习惯要给与纠正，多多注意饮食结构，合理摄取营养，就能远离高血压。

1. 遵循"二多三少"的饮食原则

（1）二多——多蔬果、多粗粮

　　高血压患者应该多吃点蔬果。蔬果中含有大量的维生素、纤维素以及微量元素，这些营养元素对于控制血压、保持身体健康有很大的帮助。

　　维生素C有助于排出体内多余的胆固醇，从而有效地预防动脉硬化的发生；维生素E是人体重要的抗氧化剂，可保护细胞膜及多元不饱和脂肪酸不被氧化，可保护红细胞，预防血液凝结及强化血管壁，尤其适合合并有冠心病及脑供血不足的高血压患者。

　　水果中的镁不仅能预防高血压病的发生，还能治疗高血压病。蔬菜中含钠盐极少，含钾盐较多，钾可起到一定的降压作用，因此多吃蔬菜还有降低血压的作用。粗粮中含有的膳食纤维可以减少肠道对胆固醇的吸收，促进胆汁的排泄，降低血液中的胆固醇水平，有效地预防冠心病和结石症的发生。

　　膳食纤维还有增加饱腹感、通便润

肠、解毒防癌、增强抗病能力的功用。另外，美国一项长达12年的研究表明，多食用粗粮还可以降低患缺血性中风的危险。

（2）三少——少盐、少油、少加工

　　高血压患者的饮食宜清淡，在制作食品的过程中应该控制好盐、油等调味品的用量，盐是导致高血压的重要"元凶"。实验证明，对于早期的或轻型的高血压患者，单纯限制食盐的摄入就有可能使血压恢复正常。

　　对于中、高度高血压患者来说，限制食盐的摄入量，不仅可以提高降压药物的疗效，而且可使用药剂量减少。动物油中含有较高的饱和脂肪酸和胆固醇，会使人体器官加速衰老，促使血管硬化，进而引起冠心病、脑中风等。

　　当然，对于常见的一些加工食品，如火腿、腌肉、蜜饯、沙茶酱等，大多含钠较高，高血压患者常吃这些加工食品，不利于血压的控制。

2.饮食关键：限钠低盐

（1）每日食盐摄入要适量

世界卫生组织(WHO)2007年每人每日食盐推荐摄入量为最高5克。高血压患者每日食盐量不应超过3克，糖尿病高血压患者不超过2克。

常见高钠食物中，20克腌芥菜头相当于4克食盐，20克酱油相当于3克食盐，20克榨菜相当于2克食盐，20克香肠、火腿相当于1克食盐。加碱馒头中也含有钠，每食用100克加碱馒头相当于摄入0.8克食盐。

（2）食用低盐低纳食品

高血压患者饮食要清淡，要控制食盐的用量，那么如何制作出低盐又美味的食品呢？葱、姜、蒜经油爆香后会产生诱人的油香味，可以增加食物的香味和可口性。青椒、西红柿、洋葱、香菇等食物本身具有独特的风味，和味道清淡的食物一起烹调可以起到调味的作用。利用白醋、苹果汁、柠檬汁等各种酸味调料来调味，可以增加食物的甜酸味道，相对减少对咸味的需求。采用高钾低钠盐代替普通钠盐。普通啤酒瓶盖是很好的"限盐勺"，平平的1啤酒瓶盖盐正好是5克。

3.优质蛋白质、低脂肪饮食记心上

（1）每日应摄入适量的蛋白质与脂肪

高血压患者每日每人蛋白质摄入量以每千克体重1克为宜，如60千克体重的人，每日应吃60克蛋白质。若是高血压合并肾功能不全的患者，应限制蛋白质的摄入。脂肪供给量应控制在每人每日25克，胆固醇摄入量不超过每人每日200毫克。摄入的脂肪占总热量的30%以下，饱和脂肪酸占总热量的7%以下。同时患高脂血症及冠心病者，应特别限制动物脂肪的摄取。食用油选择植物油，少吃或不吃肥肉和动物内脏，减少烹调用油(不超过25克)，其他动物性食品每天也不应超过100克。每人每周可吃蛋类3~4个，豆制品500克，鱼类300~400克。

（2）选择合适的植物油

各类植物油的成分功效有所区别，应注意选购。橄榄油含角鲨烯、谷固醇和β-胡萝卜素、维生素E等成分，经常食用可防止钙质流失，预防消化系统疾病、心脏病、高血压，减少癌症发病率及有降低胃酸、降低血糖等作用。

大豆油的脂肪酸构成较合理，含较丰富的维生素E、维生素D和卵磷脂，可促进儿童身体和大脑发育。花生油含有单不饱和脂肪酸、白藜芦醇、一定量的叶酸、丰富的锌，有防治心血管疾病、预防新生儿神经管畸形、增进儿童食欲，促进生长发育的功能。葵花子油含亚油酸、维生素E、胡萝卜素和钾，有助于女性美容。菜籽油含有丰富的不饱和脂肪酸，有促进儿童发育，维持正常的新陈代谢，降低胆固醇，预防心血管疾病的功能。粟米油含较丰富的卵磷脂、一定量的维生素A、维生素B1和维生素B2等，有助于降低血脂和防止动脉粥样硬化的发生、维护女性皮肤健康。茶油含茶多酚和山茶甙，有降低胆固醇的功效。

（3）优质蛋白的来源

鱼类、大豆及其制品(豆浆、豆腐、豆腐皮等)是高血压患者最佳的蛋白质来源。鱼肉中含有丰富的蛋氨酸和牛磺酸，可以促进尿液中钠的排出，抑制钠盐对血压的影响，从而起到调节血压的作用。大豆中含有植物蛋白质，可以降低血浆胆固醇浓度，防止高血压的发生和发展，对心血管病有很好的防治作用。

（4）每日应摄入适量的钾与钙

目前主张高血压患者每人每日钾摄入量为3000毫克。某些持续服用利尿剂、降压药的高血压患者，由于排尿增多，钾随之排出，发生低钾血症的可能性更大。所以，服用这类药物治疗的患者，更应注意钾的补充。药物性补钾需遵医嘱。目前主张每人每日钙摄入量不少于800毫克，高血压患者最好达到每人每日摄入1200毫克，但不应高于2000毫克。药物性补钙需遵医嘱。

4.让食物一"钙"不漏

烹调食物时，怎样才能留住钙质呢？烹调荤菜时可以加点醋，在酸性环境中，鱼骨、排骨中的钙更易溶出，而且钙与蛋白质在一起，最容易被吸收。烹饪时，用小火长时间焐焖，可使钙溶出得更完全。

绿色蔬菜先焯一下。由于草酸易溶于水，在烹调前先将蔬菜在沸水中焯一下，就可除去草酸，避免钙的流失。因为大米和白面中含有很多植酸，影响钙的吸收。因此，可将面粉发酵，或把大米先在温水中浸泡一下，可以去除部分植酸。豆腐可与海鱼一起炖，海鱼含有维生素D，可促进豆腐中钙的吸收，使钙的生物利用率大大提高。奶类及奶制品不仅含钙丰富，而且也富含其他矿物质和维生素，尤其是维生素D，可以促进钙的吸收和利用。对高血压患者来说，每日早晚各1袋250毫升的牛奶是非常有益的，最好饮用脱脂奶。如果不喜欢喝牛奶或者对乳糖不耐受，可以改喝酸奶、豆浆或无乳糖奶粉。

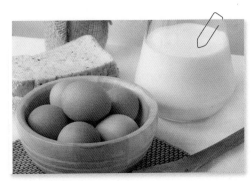

牛奶是补钙的好选择，每日早晚饮用牛奶，对身体非常有益。

5. 清晨起床，饮水保健康

科学研究和实践证明，老年人及心血管疾病患者每天早晨喝1杯温开水，并且做到持之以恒，对健康有如下好处。

①利尿作用：清晨饮水，15～30分钟后就会出现利尿作用，这种作用迅速而明显。帮助排便：清晨饮水可预防习惯性便秘。由于胃肠得到及时的清理，粪便不会淤积干结，因而不易发生便秘。

②排毒作用：我国大多数人有晚餐吃得较丰富的习惯，因此晚餐动物蛋白质及盐分进入体内也相对较多。动物蛋白质在体内分解代谢，会产生一定的毒性物质，应尽快排出体外。而绝大部分人不愿晚上多喝水，怕影响睡眠，以致尿液浓缩，有害物质重吸收增加，所以早晨起床应及时饮水，以促进排尿。

③预防高血压、动脉硬化：目前认为，动脉硬化的发生与食盐中的钠离子在血管壁上的沉积有关。若在早晨起床后马上喝杯温开水，可把前一天晚餐吃进体内的氯化钠很快排出体外。平时饮水多、爱喝茶的人，高血压、动脉硬化等病的发病率就低；反之，早晨吃干食，又无喝水习惯的人，到了老年，其发病率就会相对增高。

6.不良饮食习惯要警惕

（1）喜爱味道重的食物

在食用佳肴时，是否常感到酱汁、清汤以及汤类的味道太淡？如果有清淡之感，必定是您家的菜咸味过重，每天食用高盐食物，味觉习以为常，自然觉得普通的菜味道清淡。在煮食物时，不可加入白糖，因为白糖有抵消食盐咸味的功能，为此，势必要加入更多量的盐才能保持原有的口味，容易导致摄入盐过多。

（2）常在餐厅就餐

我们都知道，大多数餐馆里的食物，就味道而言，要比家里的更浓郁，这是因为调料放得多的原因，所以菜的口味浓腻，但营养却不太好，但人们因为怕浪费，即使觉得分量太多，还是将其吃得精光，常在餐厅吃饭，无法控制盐分的摄入量，对高血压的控制不利。

（3）将菜汤汁全部喝完

都是汤是菜的"味蕾"，菜的味道在汤汁中，而营养却主要在菜中，高血压患者吃菜不宜摄入过量盐，所以，不宜将菜汤汁全部喝完。

（4）常吃加工食品及快餐食品

火腿、香肠之类的加工食品，含盐量很高，之所以感觉不到味咸是因为巧妙地加入调味料抵消了部分咸味。近几年来，味道鲜美、包装精致的加工食品，以及价廉物美、食用方便的快餐食品相继投入市场，但这类食物含盐量颇高，多食有害身体健康，还是少吃为佳。

（5）习惯在食用前加酱油、豆瓣酱等

不尝味道就加调味品，这样会导致摄入的盐量超过标准。据调查，有些人见到食物不尝味道就加调味料，而另一些人则浅尝之后酌量增减调味，当然，前者比后者易患高血压。

（6）常常饮食过量

以为是低盐食品，于是心安理得地食入很多，结果摄取盐量过多，同时饮食过量也易发胖，这也是患高血压的一大要因。

7.外出就餐小贴士

（1）合理调节饮食

大部分的外食热量、盐分含量都很高，因实际的情况不容易掌握，所以尽可能减少吃外食才是聪明之道。但是要完全避免也是不太可能的，可先将一般外食的营养成分记在脑海里。最近标示有营养成分的外食或外带的店家逐渐增加，这也可成为选择对象。外食选择的标准，主要不偏重油脂或谷类，各式各样的食材被运用在其中，一顿餐约500～600千卡，盐量在6克以内。不过，事实上超过这个范围的料理到处都是，因此调整一部分的量剩下来是必要的。配菜和主食个别分开摆放的定食，拥有较容易调整的好处，不知什么该吃，什么不该吃的时候，比如口味重的食物应尽量避免，喝汤时，只吃汤料，其余的大约吃到7成即可。像宴会请客时，注意只吃到七八成饱就好。

另外，外食的时候可掌握以下几个小技巧：吃饭前先喝清汤或白开水，增加饱足感。饮食上应尽量习惯味道较淡的料理。油炸的食物宜尽量避免食用。点选小菜宜适量勿过量。去皮的肉类比含皮的肉

类少了5%的热量。尽量避免酒精性饮料的摄取，每克酒精可提供7大卡的热量。魔芋是一种低热量食品，想吃东西时可来碗魔芋面。下酒小菜的热量高，应酬多者应多加注意。

（2）增加蔬菜摄取量

平常在外所吃的外食或外带食物中，无法摄取的食材不妨在家中好好地补充。特别是蔬菜类。相反地，外食容易摄取过多的盐分、油脂、砂糖、谷类等，在家中的饮食必须注意控制均衡。偶尔参加聚会、旅行等活动，如果发现会吃太多时，不妨在前一两天控制盐分和热量的摄取，吃过大餐后，也要努力控制食量。

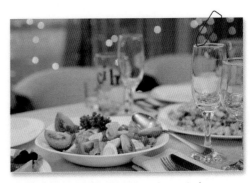

在外用餐，对于菜品的选择也非常重要，可选择一些蔬菜沙拉之类菜式。

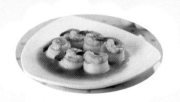

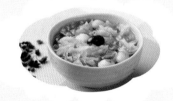

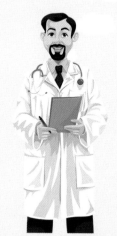

Part 5

会说话的特效降压食谱

　　从现代医学角度来说，食物能用于疾病的预防保健甚至是辅助治疗，主要是因为食物中含有的营养成分能发挥其特有的功效。生活中很多常见的食材具有一定的降压功效，可用于高血压的辅助治疗。这里我们推荐了一些适合高血压患者食用的特效降压食谱，为高血压患者提供更多的参考信息。

减少脂肪沉积、改善血液循环

鸡蛋

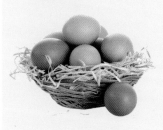

鸡蛋含丰富的蛋白质，还含有一定量的核黄素、尼克酸、生物素和钙、磷、铁等物质，具有滋阴润燥、养心安神、养血安胎、延年益寿之功效。

熟鸡蛋中的蛋白质可以被胃部和小肠中的酶催化转换，产生具有抑制血管紧张素转换酶活性能力的多肽，改善血液循环和血压状态。

肾功能和新陈代谢减退、尿量减少者，不宜食用过多鸡蛋，可使体内尿素增多，导致肾炎病情加重，甚至出现尿毒症。

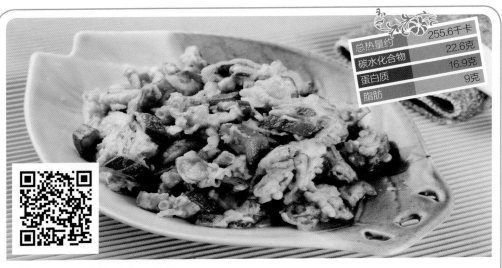

总热量约	255.6千卡
碳水化合物	22.6克
蛋白质	16.9克
脂肪	9克

特别推荐 秋葵炒蛋

▶ 健脾养胃、调节血压

材料 秋葵180克，鸡蛋2个，葱花少许，盐少许，鸡粉2克，水淀粉、食用油各适量

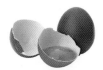

做法 ①将洗净的秋葵对半切开，切成块。
②鸡蛋打入碗中，打散调匀，放入少许盐、鸡粉，倒入适量水淀粉，搅拌匀。
③用油起锅，倒入切好的秋葵，撒入少许葱花，炒香，倒入鸡蛋液，翻炒至熟即可。

鸭肉

降低胆固醇、控制血脂、调节血压

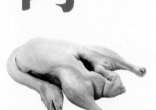

鸭肉富含蛋白质、B族维生素、维生素E以及铁、铜、锌等微量元素，其饱和脂肪酸、单不饱和脂肪酸、多不饱和脂肪酸的比例接近理想值，有降低胆固醇的作用，对防治心脑血管疾病有益，对于担心摄入太多饱和脂肪酸会形成动脉粥样硬化的高血压人群来说尤为适宜。

鸭肉中的B族维生素能促进能量代谢，同时鸭肉中的不饱和脂肪酸能降低胆固醇，协同起到控制血脂的作用。

鸭肉性凉，脾胃阴虚、经常腹泻者忌食；感冒患者不宜食用。

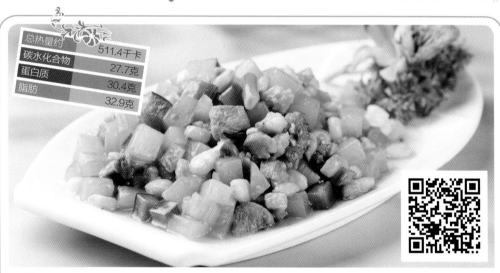

总热量约	511.4千卡
碳水化合物	27.7克
蛋白质	30.4克
脂肪	32.9克

特别推荐 莴笋玉米鸭丁

▶ 健脾和胃、清热利尿

材料 鸭胸肉160克，莴笋150克，玉米粒90克，彩椒50克，蒜末、葱段各少许，盐、鸡粉各3克，料酒4毫升，生抽、芝麻油、食用油各适量

做法 ①莴笋洗净去皮切丁；彩椒洗净切块；玉米粒洗净；分别焯水备用。
②鸭胸肉洗净切丁装碗，加盐、料酒、生抽腌渍入味。
③用油起锅，倒入鸭肉丁翻炒，加入生抽、料酒、蒜末、葱段、食材，用大火翻炒至其变软，加入盐、鸡粉，淋入适量芝麻油，炒至食材熟透入味即成。

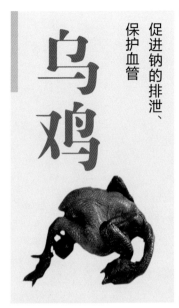

促进钠的排泄、保护血管

乌鸡

乌鸡是典型的低脂肪、低糖、低胆固醇、高蛋白的食物，富含维生素E、维生素B_2、烟酸、磷、铁、钠、钾等营养成分，其中的钾、磷等矿物元素，可促进钠从尿液中排泄，同时钾还可以对抗钠升高血压的不利影响，对血管的损伤有防护作用。

乌鸡中的烟酸具有降低胆固醇和甘油三酯的功效，能促进血液循环，还具有清理人体血液、滋补肝肾的功能，能够辅助治疗高血压、心肌梗死等心脑血管疾病。

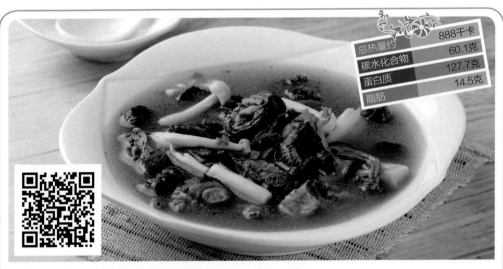

总热量约	888千卡
碳水化合物	60.1克
蛋白质	127.7克
脂肪	14.5克

特别推荐 **菌菇无花果炖乌鸡** ▶ 改善代谢、补益脾胃

材料 水发茶树菇50克，鲜香菇60克，白玉菇80克，乌鸡500克，无花果30克，姜片20克，葱花少许，盐2克，鸡粉2克，料酒16毫升

做法 ①洗净食材，白玉菇、茶树菇切段；香菇切片；处理好的乌鸡斩成小块，汆去血水捞出沥干。
②砂锅中注水烧开，倒入鸡块，放入无花果，倒入姜片，加入香菇、茶树菇、白玉菇搅拌匀，淋入适量料酒，烧开后用小火煮30分钟。放入适量盐、鸡粉搅匀装入汤碗中，撒上葱花即可。

甲鱼

保护血管、净化血液、降压、减肥降脂

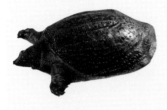

甲鱼含有蛋白质、碘、铁、烟酸等，能清除沉积在血管壁上的低密度脂蛋白，防止动脉硬化的发生和发展，保护和软化血管，起到净化血液的效果，经常食用可控制胆固醇水平，从而达到控制血压的目的。

甲鱼具有益气补虚、滋阴壮阳、益肾健体、活血散结等功效，除对高血压具有一定的辅助疗效外，适量吃甲鱼肉还能提高人体的免疫功能、预防冠心病、脑血管意外等高血压常见并发症的发生。

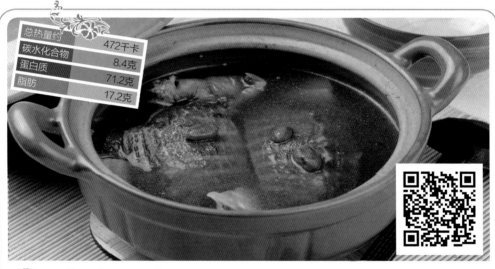

总热量约	472千卡
碳水化合物	8.4克
蛋白质	71.2克
脂肪	17.2克

特别推荐 清炖甲鱼

▶ 益气补虚、滋阴补肾

材料 甲鱼块400克，姜片、枸杞各少许，盐、鸡粉各2克，料酒6毫升

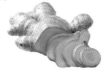

做法 ①锅中注入适量清水烧开，淋入少许料酒，倒入备好的甲鱼块，用大火煮约2分钟，捞出。
②砂锅中注入约800毫升清水，用大火烧开，倒入氽煮好的甲鱼块，放入洗净的枸杞、姜片，再淋入料酒提味，煮沸后转小火煲煮约40分钟至食材熟透。
③加入盐、鸡粉，搅拌匀，续煮片刻至入味即成。

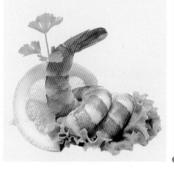

虾

限制纳内流、降血压、降血脂

虾富含必须氨基酸、不饱和脂肪酸、维生素B_1、维生素B_2、烟酸以及钙、磷、铁、硒等矿物质，都是高血压患者维持正常代谢所需的必须营养物质，而且其中的蛋白质质量好、易消化，是高血压患者日常食用的良选。

虾具有补钾排钠、舒张血管、降低血压的作用。虾中含有丰富的镁，镁对心脏活动具有重要的调节作用，能很好地保护心血管系统。

对虾过敏和患有瘙痒性皮肤病，如患过敏性鼻炎、支气管哮喘、反复发作性过敏性皮炎、湿疹的人不宜吃虾。

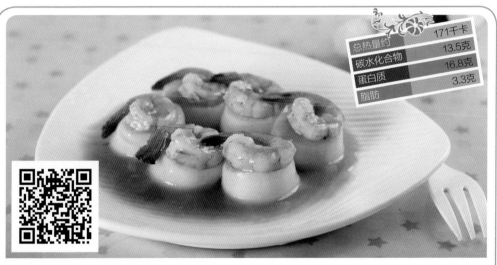

总热量约	171千卡
碳水化合物	13.5克
蛋白质	16.8克
脂肪	3.3克

特别推荐 玉子虾仁　　▶ 补益肾气、促进代谢

材料 日本豆腐110克，虾仁60克，豌豆50克，盐3克，鸡粉少许，生粉15克，老抽2毫升，生抽4毫升，水淀粉、食用油各适量

做法 ①将日本豆腐切成小块摆盘；洗净的虾仁放在小碟子中，放盐、鸡粉、水淀粉拌匀；放在豆腐上，放上豌豆，撒少许盐，制成玉子虾仁。
②蒸锅上火，放入玉子虾仁蒸至全部食材熟透。另起油锅烧热，注入清水，淋生抽、老抽，加盐、鸡粉、水淀粉，搅拌至汤汁浓稠，浇在玉子虾仁上即成。

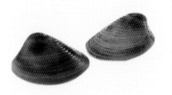

蛤蜊

降压降脂、降低胆固醇

蛤蜊肉以及多种贝类中，含有的活性物质有抑制胆固醇在肝脏合成和加速胆固醇排泄的独特作用，从而使血液中低密度脂蛋白、甘油三酯含量下降，达到保持血管弹性、预防动脉硬化、防治血压的保健目的。它们的功效比常用的降胆固醇的药物谷固醇更强，对高血压、高血脂患者有益。

各种疾病引起高热的患者不可多吃蛤蜊。过敏体质和患有瘙痒性皮肤病，如患过敏性鼻炎、支气管哮喘、反复发作性过敏性皮炎、湿疹的人不宜吃蛤蜊。蛤蜊中的嘌呤含量很高，血尿酸代谢异常或痛风患者不可食用。

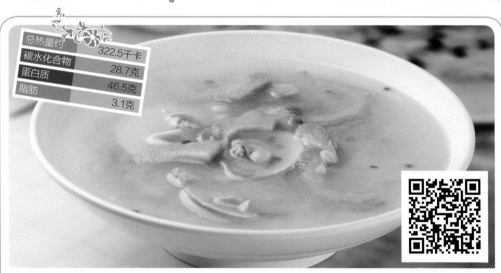

总热量约	322.5千卡
碳水化合物	28.7克
蛋白质	46.5克
脂肪	3.1克

特别推荐 **蛤蜊苦瓜汤** ▶ 软化血管、解热利尿

材料 蛤蜊300克，苦瓜150克，姜片、葱花各少许，盐2克，鸡粉2克，食用油适量

做法 ①苦瓜洗净，切成片；洗净的蛤蜊掰开壳，去除内脏，备用。
②锅中倒入适量食用油烧热，放入姜片，爆香；倒入切好的苦瓜，翻炒片刻；注入适量清水，烧开后再煮2分钟，至苦瓜熟软。放入蛤蜊续煮2分钟，加入少许盐、鸡粉，搅匀调味，撒上葱花即可。

淡菜

降低血压、降低胆固醇

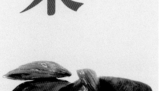

淡菜具有补肾益精、调肝养血、调经血、降血压之功效，对虚劳赢瘦、眩晕、盗汗、阳痿、腰痛、崩漏、带下、疝瘕等症有食疗作用，适量吃淡菜有助于稳定血压、缓解高血压的头痛、头晕症状。

淡菜中含有大量的必需氨基酸和不饱和脂肪酸，是维持人体正常生理功能必须的营养。

淡菜有抑制胆固醇合成和加速排泄胆固醇的独特作用，有助于防治高血压合并肥胖、高胆固醇血症、冠状动脉粥样硬化及冠心病等。

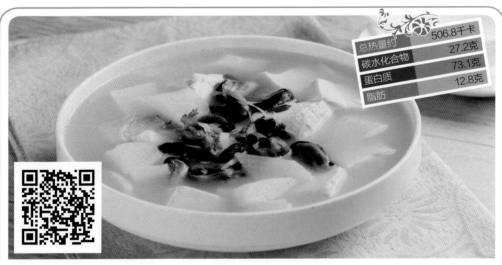

总热量约	506.8千卡
碳水化合物	27.2克
蛋白质	73.1克
脂肪	12.8克

特别推荐 淡菜萝卜豆腐汤 ▶ 益气健脾、降压降胆固醇

材料 豆腐200克，白萝卜180克，水发淡菜100克，香菜、枸杞、姜丝各少许，盐、鸡粉各2克，料酒4毫升，食用油少许

做法 ①将洗净去皮的白萝卜切成小丁块，豆腐切成小方块，香菜切小段。
②砂锅中注水烧开，放入洗净的淡菜，倒入萝卜块，撒上姜丝，淋许料酒，加盖煮沸，小火煮至萝卜块熟软，放入洗净的枸杞，倒入豆腐块，搅拌匀。
③加盐、鸡粉调味，煮至食材熟透，撒上香菜即成。

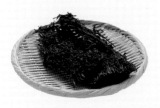

紫菜

降低胆固醇、利尿消肿、降压降脂

紫菜中含有的牛磺酸可与胰岛素受体结合，促进细胞摄取和利用葡萄糖，加速血糖的代谢，降低血糖，还能降低血液中低密度脂蛋白含量，稳定血压、降低血脂、保护肝脏。

紫菜中含有丰富的膳食纤维和钾，可以促进人体中钠的排出，预防和治疗原发性高血压；其镁含量很高，适合高血压患者食用。

优质的紫菜呈紫黑色而有光泽，泡发后呈紫红色，不过如果紫菜若变为蓝紫色，说明其受到有毒物质污染，就不可再食用了。

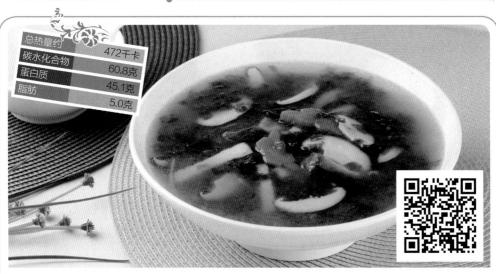

总热量约	472千卡
碳水化合物	60.8克
蛋白质	45.1克
脂肪	5.0克

特别推荐 三丝紫菜汤

▶ 清热利尿、健脾开胃

材料 香干150克，鲜香菇50克，水发紫菜100克，姜丝、葱花各少许，盐2克，鸡粉2克，料酒4毫升，胡椒粉少许，食用油适量

做法 ①香干、香菇洗净，切成丝。用油起锅，放姜丝爆香；倒入切好的香菇炒匀；淋入少许料酒，拌炒香，再倒入适量清水，用大火煮约1分钟，煮沸。②倒入香干，加入水发好的紫菜，拌匀煮沸；放入适量盐、鸡粉，拌匀调味，再撒入少许胡椒粉，煮沸。最后撒上少许葱花即可。

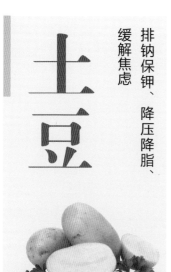

土豆

缓解焦虑

排钠保钾、降压降脂、

土豆富含钾可以对抗钠升高血压的不利影响，对血管的损伤有防护作用，其富含的矿物质和营养元素能作用于人体，改善精神状态，调整高血压患者焦躁情绪、预防脑血管意外、降低血脂含量、预防粥样动脉硬化。

未成熟、青紫皮或发芽的土豆中含龙葵素等有毒的生物碱，大量食用会引起急性中毒，导致头痛、腹泻、抽搐、昏迷，甚至会导致死亡。因此吃土豆要充分煮熟，一定不要食用日晒变绿或已经发芽的土豆。

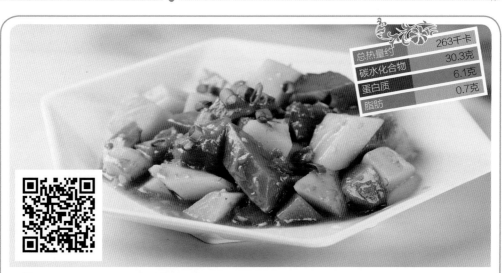

总热量约	263千卡
碳水化合物	30.3克
蛋白质	6.1克
脂肪	0.7克

特别推荐　土豆炖南瓜　▶ 补气健脾、降压降脂

 材料 南瓜300克，土豆200克，蒜末、葱花各少许，盐2克，鸡粉2克，蚝油10克，水淀粉5毫升，芝麻油2毫升，食用油适量

做法 ①将洗净去皮的土豆切切成丁；洗好去皮的南瓜切成小块。
②用油起锅，放蒜末爆香，放入土豆丁、南瓜块，注入适量清水，加盐、鸡粉。蚝油，小火焖煮至食材熟软。
③用大火收汁，倒入少许水淀粉勾芡，至食材熟透、入味。再淋入少许芝麻油，撒上葱花即成。

芹菜

降压降脂
降低毛细血管通透性、

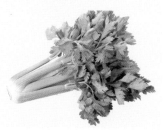

芹菜中的维生素P可降低毛细血管的通透性、增加血管弹性、防止毛细血管破裂而起到降压的作用。

芹菜的生物碱等成分有镇静作用，有利于高血压患者安定情绪、消除烦躁。

芹菜含有丰富的膳食纤维，能防止餐后血糖上升过快，还能促进胃肠蠕动、预防便秘，降低高血压患者因便秘发生脑出血的危险。

过量摄入粗纤维会影响蛋白质、矿物质和维生素的消化吸收，每天大量吃芹菜反而会造成消化系统的负担，因此要适量。

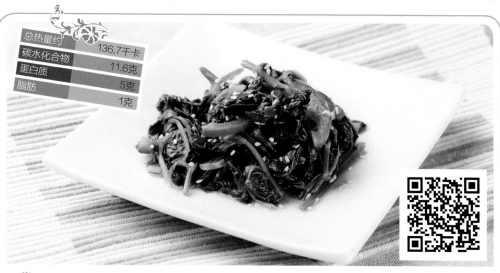

总热量约	136.7千卡
碳水化合物	11.6克
蛋白质	5克
脂肪	1克

特别推荐 **凉拌芹菜叶** ▶ 补充维生素、清热除烦

材料 芹菜叶100克，彩椒15克，白芝麻20克，盐3克，鸡粉2克，陈醋10毫升，食用油少许

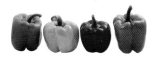

做法 ①彩椒洗净切粗丝。炒锅烧干水分后倒入白芝麻，用小火翻炒至其色泽微黄后盛出装盘。
②另起锅，注水烧开，放芹菜叶煮至断生后捞出沥干。再倒入彩椒丝，煮至熟软后捞出沥干。将芹菜叶装入碗中，倒入彩椒丝，加入少许盐、陈醋、鸡粉，搅拌至食材入味，撒上炒熟的白芝麻即成。

苦瓜

降低血压、保护心脏、降脂减肥

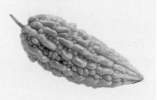

苦瓜性寒昧苦，有清热解毒、清心消暑、明目降压之功效，苦瓜中含有丰富的钾，对于保护心脑血管、稳定血压有益。

苦瓜热量很低，所含的苦瓜素能减少脂肪在肠道内的乳化吸收，具有减肥功效，对肥胖型高血压患者有益，也有一定的防癌抗癌效果。

苦瓜可以抑制小肠对葡萄糖的吸收，并加强人体内血糖的利用和代谢，还能促进胰岛素的分泌，从而稳定血糖。

苦瓜性寒凉，多食易伤脾胃，所以脾胃虚弱的人要少吃。

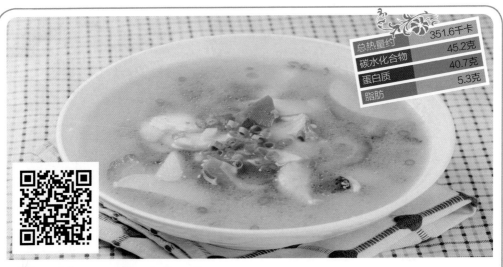

总热量约	351.6千卡
碳水化合物	45.2克
蛋白质	40.7克
脂肪	5.3克

（特别推荐）苦瓜鱼片汤　　▶ 滋补脾胃、保护心脏

材料 苦瓜100克，鲈鱼肉110克，胡萝卜40克，鸡腿菇70克，姜片、葱花各少许，盐3克，鸡粉2克，胡椒粉少许，水淀粉、食用油各适量

做法 ①洗净的胡萝卜去皮切片，鸡腿菇、苦瓜、鱼肉切片。鱼片装碗中，放盐、鸡粉、胡椒粉、油、水淀粉抓匀，腌渍10分钟至入味。
②用油起锅，放姜片爆香，倒入切好的苦瓜片、胡萝卜、鸡腿菇炒匀；加入适量清水，大火烧开煮3分钟至熟。
③放盐、鸡粉，倒入鱼片煮至鱼片熟透，放入葱花即可。

冬瓜

减少脂肪堆积，降低血压、防癌抗癌

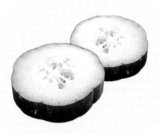

冬瓜可以促进血糖和脂质代谢，降低血液中低密度脂蛋白的含量和血糖，从而减少高血脂和高血糖对血管的损伤，保持血管弹性，从根本上预防高血压的发生和发展。

冬瓜还可利尿消肿，促进钠的排泄，对水盐代谢异常导致的高血压有一定辅助治疗效果。

冬瓜能减少体内血糖转化为脂肪，并促进体脂肪的消耗，对防止脂肪堆积、减肥和预防动脉硬化、冠心病有良好的功效。

冬瓜性寒凉，脾胃虚弱、久病滑泄、阳虚肢冷者不可多吃。

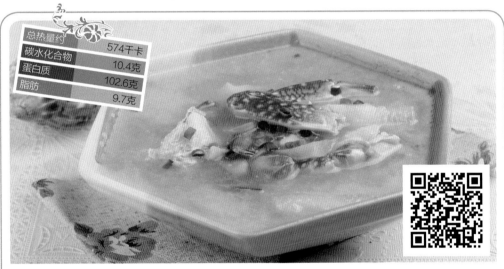

总热量约	574千卡
碳水化合物	10.4克
蛋白质	102.6克
脂肪	9.7克

特别推荐 花蟹冬瓜汤

▶ 清热利水、调节免疫力

材料 花蟹2只，冬瓜400克，姜片、葱花各少许，盐3克，鸡粉2克，胡椒粉1克，食用油适量

做法 ①洗净的冬瓜去皮，去籽，切成片；将处理干净的花蟹切开，去掉鳃，改切成小块，备用。
②锅中加水烧开，倒入少许食用油，放冬瓜、花蟹，放少许姜片，烧开后转中火煮约3分钟至食材熟透。
③加入盐、鸡粉、胡椒粉，用锅勺拌匀调味，再撒上少许葱花即可。

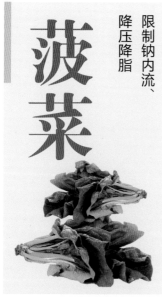

菠菜

限制钠内流、降压降脂

菠菜中的钾、镁含量很高，镁能稳定血管平滑肌细胞膜的钙通道，排出钙离子，泵入钾离子，加上菠菜本身也含钾，能限制钠内流，减少应激诱导的去甲肾上腺素的释放，从而起到降压的作用。

菠菜中含有丰富的维生素和膳食纤维，能够控制胆固醇的吸收，并降低血脂含量。

生菠菜中含较高草酸，会阻碍小肠对钙等营养物质的消化吸收，烹调时可以先焯一下，去除约80%的草酸。

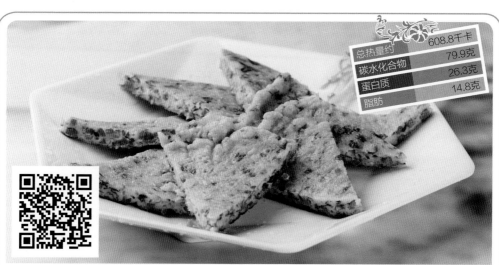

总热量约	608.8千卡
碳水化合物	79.9克
蛋白质	26.3克
脂肪	14.8克

特别推荐 菠菜胡萝卜蛋饼

▶ 润肠通便、促进排钠

材料 菠菜80克，胡萝卜100克，鸡蛋2个，面粉90克，葱花少许，盐3克，食用油适量

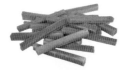

做法 ①胡萝卜去皮洗净切粒；择洗干净的菠菜切粒。分别入沸水中焯至断生捞出，沥干水分。

②鸡蛋打碗中，放盐调匀，将胡萝卜和菠菜倒入蛋液中，加入葱花、面粉，用筷子调匀。

③煎锅中注油烧热，倒入蛋液，摊成饼状，用小火煎至蛋饼成型，煎至两面金黄色即可。

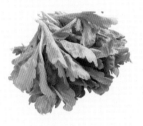

茼蒿

降低血压血脂、养心安神、补脑

茼蒿含有较丰富的钙和钾，这两种元素都能促进体内钠的排泄，降低及稳定血压，钙还可调节激素对血管的作用、调节交感神经系统活性，从而降低血压。

茼蒿中的膳食纤维含量比较高，可刺激肠道蠕动、促进排便，从而可以达到通便利肠的目的，有助于高血压患者降脂减肥。

茼蒿辛香滑利，腹泻者不宜多吃。阳气虚衰者吃茼蒿可安心气、养脾胃、利肠胃，但阴虚火旺的人大量吃茼蒿，反而会助火，有可能加重心烦、便秘等症状，因此不宜多吃。

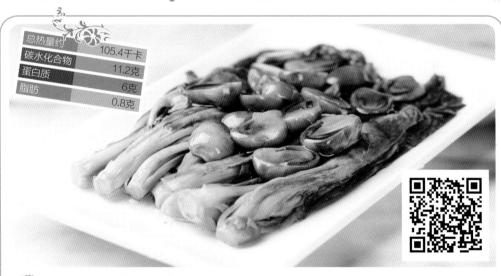

总热量约	105.4千卡
碳水化合物	11.2克
蛋白质	6克
脂肪	0.8克

特别推荐 草菇扒茼蒿

▶ 调节交感神经功能、滋补肝肾

材料 草菇80克，茼蒿200克，盐3克，鸡粉3克，料酒8毫升，蚝油6克，老抽2毫升，食用油适量

做法 ①草菇洗净对半切开。锅中注入适量清水烧开，放入洗净的茼蒿，煮半分钟。捞出焯煮好的茼蒿，装入盘中，摆放整齐。将切好的草菇倒入沸水锅中，煮1分钟至其断生，捞出。
②锅中放油烧热，倒入草菇，淋入料酒，炒香；加入少许清水，加入适量蚝油、老抽、盐、鸡粉，炒匀即可。

紫甘蓝

调节水盐平衡，降低血压、降糖降脂

紫甘蓝中的矿物质很丰富，可以帮助调节电解质平衡，从而稳定并降低血压，还能够减轻关节疼痛症状，并且还能够防治感冒引起的咽喉疼痛。

紫甘蓝具有丰富维生素C、维生素E与花青素，这些抗氧化成分能够保护身体免受自由基的损伤，并能有助于细胞的更新，它有增强人体免疫力，还能降低胆固醇，预防心脑血管疾病的发生，对皮肤瘙痒、便秘等病症也有很好的食疗作用。

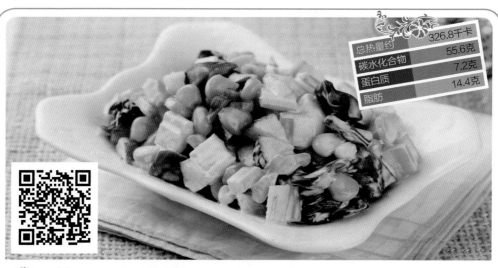

总热量约	326.8千卡
碳水化合物	55.6克
蛋白质	7.2克
脂肪	14.4克

特别推荐 紫甘蓝雪梨玉米沙拉 ▶ 滋阴清热、润肠通便

材料 紫甘蓝90克，雪梨120克，黄瓜100克，西芹70克，鲜玉米粒85克，盐2克，沙拉酱15克

做法 ①洗净食材，西芹、黄瓜切丁，雪梨去皮核小块，紫甘蓝切小块。

②锅中注水烧开，放盐，倒入玉米粒，煮至断生，加入紫甘蓝，再煮半分钟，把玉米粒和紫甘蓝捞出，沥干。将西芹、雪梨、黄瓜倒入碗中，加入紫甘蓝和玉米粒，放入沙拉酱用勺子搅拌匀盛出装入碗中即可。

芦笋

增强毛细血管弹性、降压降脂

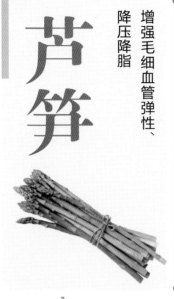

芦笋含有槲皮黄酮和天门冬酰胺，槲皮黄酮有降血压、增强毛细血管弹性、降血脂、扩张冠状动脉、增加冠状动脉血流量等作用，而天门冬酰胺则可以扩张末梢血管、降低血压。

芦笋中的维生素C、芦丁等抗氧化成分的含量也很高，能够保护胰岛β细胞等各种组织细胞不受自由基的损伤，患有高血压、高血脂的患者宜常吃芦笋，避免并发症的发生。

芦笋虽好，但不宜生吃，也不宜存放太久。应低注意温避光保存。芦笋中的叶酸等维生素很容易被破坏，应避免油炸等高温烹调方法。

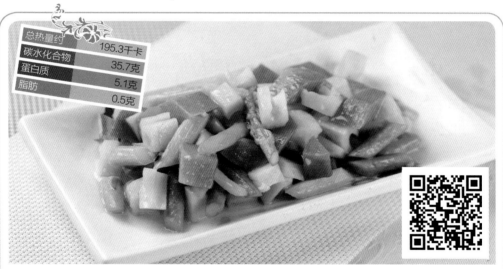

总热量约	195.3千卡
碳水化合物	35.7克
蛋白质	5.1克
脂肪	0.5克

特别推荐 芦笋炒莲藕 ▶ 清热降脂、扩张冠脉

材料 芦笋100克，莲藕160克，胡萝卜45克，蒜末、葱段各少许，盐3克，鸡粉2克，食用油适量

做法 ①将洗净的芦笋去皮，切成段；洗好去皮的莲藕切成丁；洗净的胡萝卜去皮，切成丁。
②锅中注入适量清水烧开，放入藕丁、胡萝卜，煮至其八成熟，捞出，待用。
③用油起锅，放蒜末、葱段爆香；放芦笋，倒入藕丁和胡萝卜丁，翻炒；加盐、鸡粉，炒匀调味即可。

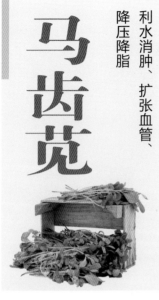

降压降脂

利水消肿、扩张血管、

马齿苋

马齿苋含有丰富的钾，有良好的利水消肿作用，钾离子还可直接作用于血管壁上，使血管扩张，从而起到降低血压的作用。

马齿苋在帮助降低血压的同时，还加速体内尿酸等代谢废物的排泄，减轻心、肝、肾等多脏器的负担，避免因动脉压持续升高所导致的心脏负担增加、左心房代偿性肥厚而形成高血压性心脏病，还可以预防冠心病的发生。

因马齿苋性凉，且有滑胎的作用，孕妇忌用。中药中，鳖甲与马齿苋相克，注意不要同服。

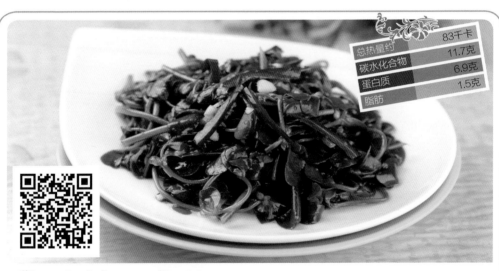

总热量约	83千卡
碳水化合物	11.7克
蛋白质	6.9克
脂肪	1.5克

特别推荐 凉拌马齿苋 ▶ 扩张血管、降低血压

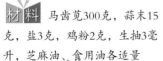

材料 马齿苋300克，蒜末15克，盐3克，鸡粉2克，生抽3毫升，芝麻油、食用油各适量

做法 ①锅中加入适量清水烧开，加入少许食用油、盐，放入洗净的马齿苋，煮约1分钟至熟，捞出，备用。
②把马齿苋倒入碗中，加入蒜末、盐、鸡粉、生抽、芝麻油，用筷子拌匀调味即可。

茭白

降压降脂、防治低钾血症

茭白中所含有的钾不仅可以排出体内多余的钠，也可预防高血压患者长期服用降压药所引起的血钾偏低，促进平稳降压。

茭白中所含的膳食纤维可帮助清除体内多余的脂肪和胆固醇，帮助控制血脂。常吃茭白还可降低血脂，对高脂血症、动脉硬化、冠心病、脑卒中等病症有预防效果。

茭白含低热量、低脂肪，并且有利水祛湿的作用，常食可减肥降脂，对高血压合并高血脂、肥胖症的患者大有好处，糖尿病患者也可经常食用。

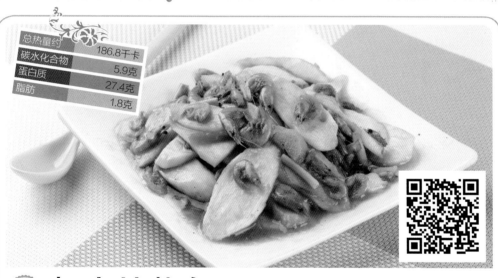

总热量约	186.8千卡
碳水化合物	5.9克
蛋白质	27.4克
脂肪	1.8克

特别推荐 ## 虾米炒茭白

▶ 滋补肝肾、补钾降压

材料 茭白100克，虾米60克，姜片、蒜末、葱段各少许，盐2克，鸡粉2克，料酒4毫升，生抽、水淀粉、食用油各适量

做法 ①洗净的茭白切成片。将切好的茭白装入盘中，待用。
②用油起锅，放姜片、蒜末、葱段爆香；倒入虾米炒匀，淋料酒炒香；放茭白炒匀，加盐、鸡粉调味，倒入适量清水，翻炒片刻。加入适量生抽，拌炒匀，倒入适量水淀粉，将锅中食材快速拌炒均匀即成。

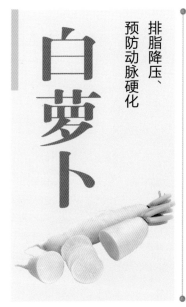

白萝卜

排脂降压、预防动脉硬化

　　白萝卜中含有的维生素和植物化学物质可以防止自由基侵害体内动脉血管细胞，有助于保护血管弹性、稳定血压；其所含的芥子油可促进胃肠道蠕动，加速代谢废物的排出，预防因便秘造成的血压升高。

　　常吃白萝卜可降低血脂、软化血管、稳定血压，还可预防冠心病、动脉硬化、胆石症等疾。

　　阴盛偏寒体质、脾胃虚寒及患有胃及十二指肠溃疡者、慢性胃炎、先兆流产、子宫脱垂等症的人不可多吃白萝卜。

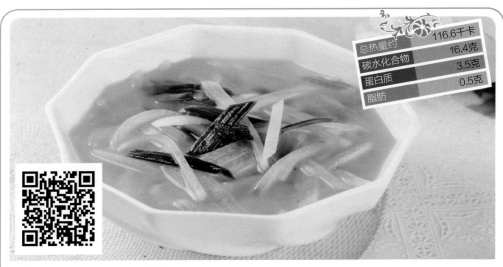

总热量约	116.6千卡
碳水化合物	16.4克
蛋白质	3.5克
脂肪	0.5克

特别推荐 蒜苗煮萝卜 ▶ 健脾清热、化痰降压

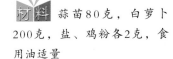

材料 蒜苗80克，白萝卜200克，盐、鸡粉各2克，食用油适量

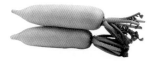

做法 ①将洗净去皮的白萝卜切片，改切成丝；洗好的蒜苗切成段。

②用油起锅，倒入切好的白萝卜，翻炒匀。放入蒜苗段，拌炒匀；倒入适量清水，拌匀，煮约2分钟至熟。加入适量盐、鸡粉，拌匀调味；将煮好的汤料盛出，装入碗中即可。

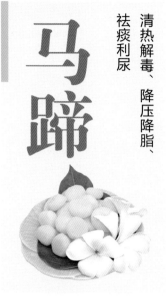

马蹄

清热解毒、降压降脂、祛痰利尿

马蹄中含荸荠英等活性成分，具有抑菌、降血压等保健效果，尤其适合痰湿较重的高血压患者食用。

马蹄富含粗纤维，可防止便秘，还具有清热解毒、降血脂、利尿等作用，可以通过促进水盐代谢降低血压。

马蹄可提高机体免疫力，提高机体抗病能力，降低高血压、高血脂并发症发生的风险。

马蹄的表皮聚集有大量的有害物质，还可能被姜片吸虫等寄生虫的卵所污染，所以马蹄不能带皮吃。

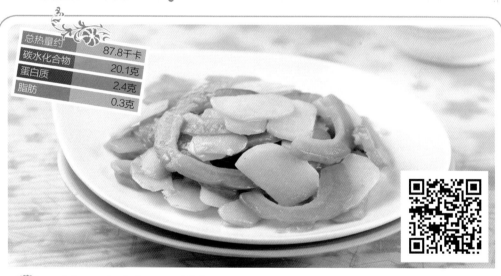

总热量约	87.8千卡
碳水化合物	20.1克
蛋白质	2.4克
脂肪	0.3克

特别推荐 苦瓜炒马蹄

▶ 消暑除烦、利湿消炎

 材料 苦瓜120克，马蹄肉100克，蒜末、葱花各少许，盐3克，鸡粉2克，白糖3克，水淀粉、食用油各适量

做法 ①洗净食材，马蹄肉切薄片，苦瓜切片。苦瓜放碗中，加盐搅拌至其肉质变软，腌渍20分钟。锅中注水烧开，倒入苦瓜，煮约1分钟至其断生，捞出沥干。
②用油起锅，下蒜末爆香；放马蹄肉翻炒几下，再倒入苦瓜，快速炒一会至食材断生。加盐、鸡粉，撒上少许白糖，炒匀调味。撒上葱花，翻炒至断生即成。

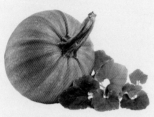

南瓜

稳定血压、
预防骨质疏松

　　南瓜属于高钙、高钾、低钠的蔬菜，特别适合中老年人和高血压患者，有利于高血压患者稳定血压及预防骨质疏松。

　　南瓜中的果胶能和肠道内多余的胆固醇结合，使胆固醇吸收减少，从而使血清胆固醇浓度下降，减少动脉粥样硬化的生成，维持血管弹性，从而稳定血压并防止病情进一步发展。

　　南瓜多糖是一种非特异性免疫增强剂，能提高机体免疫功能，促进细胞因子生成，通过活化补体等途径对免疫系统发挥多方面的调节功能。

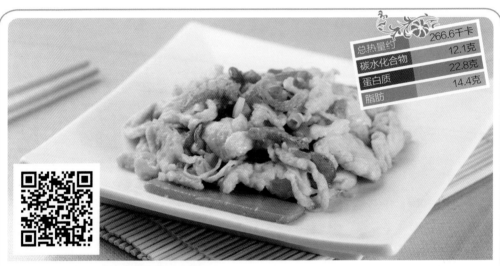

总热量约	266.6千卡
碳水化合物	12.1克
蛋白质	22.8克
脂肪	14.4克

特别推荐 南瓜炒虾米 ▶ 补中益气、改善免疫力

材料 南瓜200克，虾米20克，鸡蛋2个，姜片、葱花各少许，盐3克，生抽2毫升，鸡粉、食用油各适量

做法 ①南瓜洗净去皮，切成片，焯水备用；鸡蛋打入碗中，加盐，用筷子打散，入油锅，翻炒至熟后盛出，装入碗中。
②炒锅注油烧热，放入姜片爆香，加入虾米，倒入南瓜，放盐、鸡粉、生抽，炒匀调味；再倒入炒好的鸡蛋，快速翻炒均匀，撒上葱花即可。

苦菊

抗菌消炎、解热明目、降压降脂

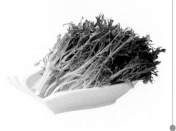

苦菊可为机体提供人体必需的矿物质、维生素和植物化学物质，有助于改善高血压患者自身的代谢功能、调节交感神经兴奋性，促进自身对血压的调控能力，从而稳定降压。

苦菊中含有丰富的膳食纤维、多种维生素及钾、钙、镁、磷、钠、铁等矿物质元素，这些都是人体维持正常生理功能必需的营养。

苦菊植株矮小，容易被化肥、农药污染，清洗时应用果蔬清洁剂兑水稍浸泡，再冲洗干净。苦菊含水量高，购买后不可久放。

总热量约	125.5千卡
碳水化合物	18.5克
蛋白质	8.4克
脂肪	1克

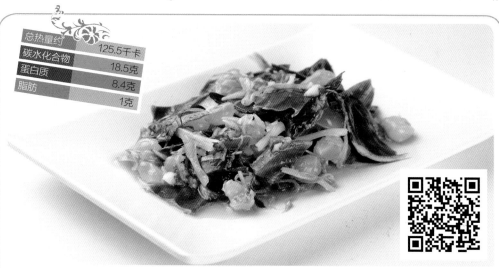

特别推荐 苦菊拌海蜇头

▶ 清心降压、滋阴润燥

材料 苦菊100克，海蜇头80克，紫甘蓝70克，蒜末少许，盐、鸡粉各2克，胡椒粉少许，陈醋7毫升，芝麻油、食用油各适量

做法 ①海蜇头洗净切块，余至其熟软捞出沥干；紫甘蓝洗净切片，苦菊洗净切段。
②另起锅，注水烧开，加盐、食用油，倒入紫甘蓝、苦菊拌匀，大火煮至断生，捞出沥干装碗。碗中倒入紫甘蓝和苦菊，撒上蒜末，加调味料，快速搅拌至食材入味即可。

牛蒡

扩张血管、促进血液循环、降压降脂

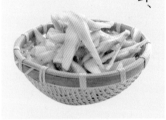

牛蒡中所含的膳食纤维，可吸附肠道内多余的脂肪和胆固醇，并使其随粪便排出体外，从而达到降压的目的。

常吃牛蒡能促进血液循环、降低血胆固醇含量、润肠通便、促进代谢废物的排泄，减少动脉粥样硬化的发生、保护血管柔韧性，防止血压升高，还能预防高血压性心脏病、冠心病以及脑血管意外的发生。

高血压患者食用牛蒡时，不宜用卤、酱等方法烹调，不但起不到降血压、促进代谢的目的，反而会因摄入过多的钠加重高血压病情。

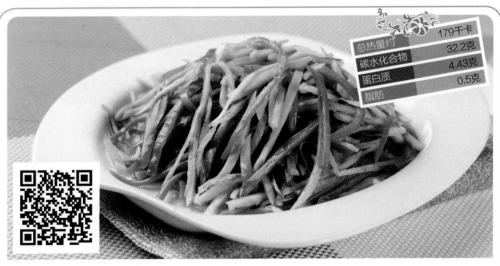

总热量约	179千卡
碳水化合物	32.2克
蛋白质	4.43克
脂肪	0.5克

特别推荐 牛蒡三丝

▶ 促进血脂代谢、调和脾胃

材料 牛蒡100克，胡萝卜120克，青椒45克，蒜末、葱段各少许，盐3克，鸡粉2克，水淀粉、食用油各适量

做法 ①胡萝卜、牛蒡洗净去皮，切成细丝；青椒洗净切开，去子，再切成丝，锅中注入适量清水烧开，放入胡萝卜丝、牛蒡丝，煮至断生后捞出，沥干，待用。
②用油起锅，放入葱段、蒜末，爆香；倒入青椒丝，再放入焯煮过的食材，炒匀、炒香。
③加入鸡粉、盐，炒匀调味，倒入适量水淀粉勾芡，翻炒至食材熟透、入味即成。

香菇

预防血管硬化、降压降脂、提高免疫力

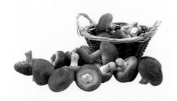

香菇中所含的香菇多糖可调节自身免疫功能和内分泌、促进新陈代谢，起到调节血压的作用，其核酸类物质和香菇素，能够抑制体内胆固醇上升，起到降血脂、减少动脉粥样硬化的作用。

高血压患者经常适量吃些香菇等菌类，能提高机体免疫功能、清除自由基、延缓衰老、防癌抗癌，还可调节内分泌、调节激素分泌量，从而改善体质、控制高血压病情的发展。

香菇还是优质的高钾食物，可保护心脑血管，预防并发症。

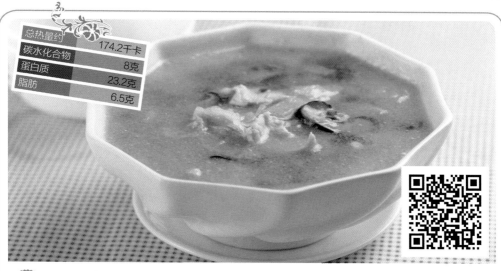

总热量约	174.2千卡
碳水化合物	8克
蛋白质	23.2克
脂肪	6.5克

特别推荐 香菇白菜瘦肉汤 ▶ 清热解毒、通利肠胃降压

材料 水发香菇60克，大白菜120克，猪瘦肉100克，姜片、葱花各少许，盐3克，鸡粉3克，水淀粉、料酒、食用油各适量

做法 ①大白菜洗净切成小块；猪瘦肉、香菇洗净，切成片。将肉片装碗中，加盐、鸡粉、水淀粉抓匀；注入少许食用油，腌渍10分钟至入味。
②用油起锅，放姜片爆香；倒入香菇、大白菜翻炒；淋料酒炒香。加适量清水煮沸，放盐、鸡粉，拌匀调味，倒入肉片，用大火煮至汤沸腾，放入葱花即可。

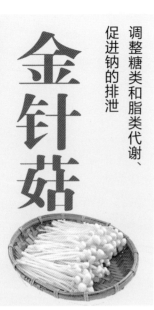

金针菇

调整糖类和脂类代谢、促进钠的排泄

金针菇中的可溶性膳食纤维，具有调节糖类和脂类代谢的作用，常吃金针菇，有助于减少低密度脂蛋白在血管壁上的沉积，抑制动脉粥样硬化和血管损伤的发生，从而保护血管韧性，稳定血压；同时膳食纤维还能促进钠的排出，降低血压。

金针菇还是一种高钾低钠食品，也可拮抗钠的升血压作用。金针菇含有丰富的锌，是人体分泌胰岛素、维持免疫系统功能等多种生理功能必不可少的营养成分。

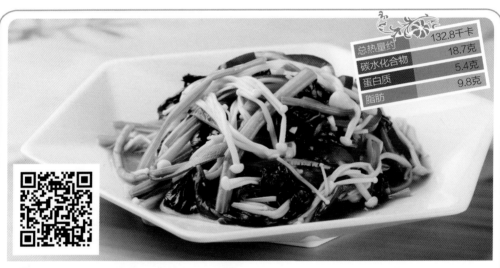

总热量约	132.8千卡
碳水化合物	18.7克
蛋白质	5.4克
脂肪	9.8克

特别推荐 菠菜拌金针菇 ▶ 润肠通便、补钾排钠

材料 菠菜200克，金针菇180克，彩椒50克，蒜末少许，盐3克，鸡粉少许，陈醋8毫升，芝麻油、食用油各适量

做法 ①洗净食材，金针菇去根部，菠菜切段；彩椒切粗丝。锅中注水烧开，倒入菠菜煮至食材熟软后捞出，再倒入金针菇、彩椒丝，煮至食材熟软，捞出沥干。
②取一个干净的碗，倒入焯煮过的菠菜，再放入金针菇和彩椒丝，撒上蒜末，加入少许盐、鸡粉，淋入适量陈醋，滴上少许芝麻油，搅拌至食材入味即成。

口蘑

防治过氧化物对机体的损害、降压降脂

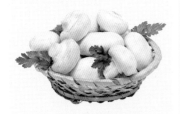

口蘑含镁、硒等人体必需的元素，可帮助高血压患者降低血胆固醇和三酰甘油酯含量，促进体内脂肪酸和胆固醇的代谢，从而降低血液黏稠度、降低血压，充足的镁还可保护心肌、增加心肌供血、预防缺血性心脏病。

口蘑中含有的可溶性膳食纤维，可促进排毒、防止便秘、调节血脂，而血脂异常是引起动脉粥样硬化、冠心病和脑血管疾病的首要因素。

高血压患者最好吃鲜蘑，市场上有泡在液体中的袋装盐水口蘑，其营养价值较低。

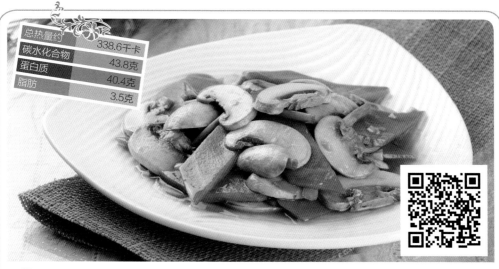

总热量约	338.6千卡
碳水化合物	43.8克
蛋白质	40.4克
脂肪	3.5克

特别推荐 胡萝卜炒口蘑 ▶ 补益脾胃、降压降脂

材料 胡萝卜120克，口蘑100克，姜片、蒜末、葱段各少许，盐、鸡粉各2克，料酒3毫升，生抽4毫升，水淀粉、食用油各适量

做法 ①口蘑洗净，切成片；胡萝卜洗净去皮，切成片。锅中注入适量清水烧开，倒入胡萝卜片煮约半分钟，再放入口蘑，续煮至断生，捞出沥干。
②用油起锅，放姜片、蒜末、葱段，倒入焯煮过的食材，淋料酒、生抽炒香，转小火，加盐、鸡粉、翻炒至食材入味，倒入适量水淀粉，快速翻炒均匀即成。

竹荪

调节血压、降血脂、降低胆固醇、减肥

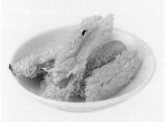

竹荪富含钾，可促进钠从尿液中排泄并对抗钠升高血管的不利影响，对血管的损伤有防护作用，从而直接使血压稳定下降。

竹荪中的镁和钙相互作用，可维持心脏的正常功能、促进血液循环、调节血压、降低血胆固醇。

竹荪中的多糖类活性物质可以调节人体的免疫机能、预防多种疾病，适合高血压患者预防各种并发症，避免血压的剧烈波动。

竹荪有"刮油"的作用，能减少腹壁脂肪的存积，达到降血脂和减肥的效果。

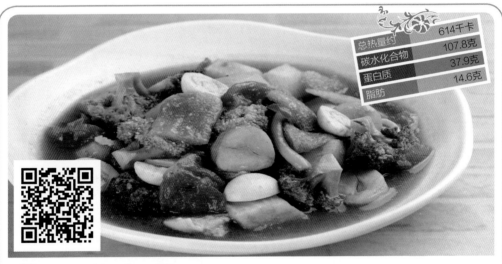

总热量约	614千卡
碳水化合物	107.8克
蛋白质	14.6克
脂肪	37.9克

特别推荐　竹荪杂菜汤　▶ 滋阴润燥、补钾排钠

材料 山药120克，西蓝花100克，西红柿100克，板栗90克，熟鹌鹑蛋90克，蟹味菇80克，水发竹荪70克，盐、鸡粉、生抽、芝麻油、食用油各适量

做法 ①西蓝花切小朵，西红柿、熟鹌鹑蛋切小块，板栗对半切开，竹荪切段，蟹味菇去根，山药去皮切丁。分别入沸水中焯熟，捞出，沥干备用。
②用油起锅，倒入焯过水的食材翻炒，淋生抽、清水，大火煮约2分钟。加入鸡粉、盐、熟鹌鹑蛋，再加芝麻油拌匀，略煮片刻，至汤汁入味即成。

银耳

降压降脂

降低胆固醇、保护血管、

银耳中的多糖体可降低血液内的胆固醇、甘油三酯含量，抑制血小板聚集，预防血栓和动脉粥样硬化，保护血管环境，避免胆固醇附着，增强血管正常生理机能，促进血液循环，从而降低血压，同时还能抗肿瘤。

银耳内含有大量的膳食纤维，可以刺激胃肠蠕动，帮助胆固醇排出体外。银耳中还含有磷脂、胶质和烟酸等营养物质，有保护高血压、高血脂患者肝脏的作用。

如发现银耳有明显的霉斑、能闻出酸味或其他异味，则不能食用。

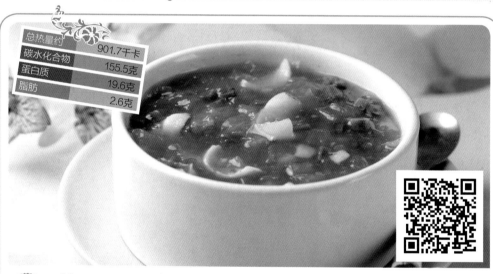

总热量约	901.7千卡
碳水化合物	155.5克
蛋白质	19.6克
脂肪	2.6克

特别推荐 紫薯百合银耳羹

▶ 滋阴清热、养胃助消化

材料 水发银耳180克，鲜百合50克，紫薯120克，白糖15克，水淀粉10毫升，食粉适量

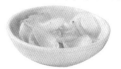

做法 ①紫薯洗净切丁。锅中注入适量清水烧开，放入洗净的银耳，煮2分钟后捞出，沥干水分。
②砂锅中注入适量清水烧开，放入切好的紫薯，倒入鲜百合、银耳搅拌均匀，用小火炖15分钟。加入适量白糖，搅匀，煮至白糖溶化。倒入少许水淀粉，用勺搅至汤汁黏稠即可。

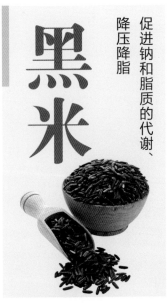

降压降脂

促进钠和脂质的代谢、

黑米

黑米中的钾可促进人体中的钠从尿液中排泄，对抗钠升高血压的不利影响，降低血压。

常食黑米可使胆固醇的合成减少，使其代谢转化速度增加还可提高血液中高密度脂蛋白和载脂蛋白的含量，加速体内胆固醇的清除，维持血管的柔韧性，预防高血压病情的发展。

病后消化能力弱的人不宜急于吃黑米。黑米粥若不煮烂，不仅大多数招牌营养素不能溶出，而且多食后易引起急性肠胃炎或消化不良，对消化功能较弱的人更是如此。

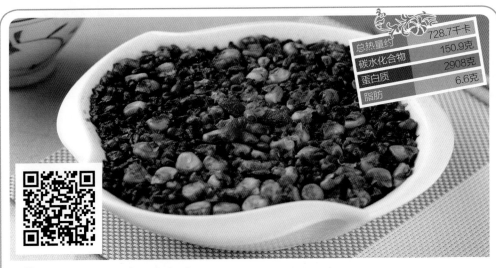

总热量约	728.7千卡
碳水化合物	150.9克
蛋白质	2908克
脂肪	6.6克

特别推荐 黑米杂粮饭 ▶ 维持血管柔韧性

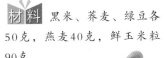

材料 黑米、荞麦、绿豆各50克，燕麦40克，鲜玉米粒90克

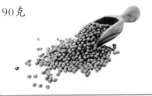

做法 ①把准备好的杂粮装入碗中，放入清水，清洗一遍。将洗好的杂粮装入另一碗中，加适量清水。
②放入烧开的蒸锅，盖上盖子，中火蒸40分钟。
③揭盖，把蒸好的杂粮饭取出即可。

薏米

扩张血管、降低血液循环阻力

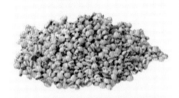

经常适量吃些薏米，能够扩张血管、降低外周血液循环阻力，从而降低血压。而且它能促进人体的新陈代谢，有利尿、消水肿的作用，常被作为减肥食品。

薏米含有丰富膳食纤维，可减少小肠对碳水化合物和脂肪的吸收，有助于降低血糖、血脂，特别适合于高血压合并糖尿病、高脂血症的患者食用。

中医认为薏仁性凉，因此虚寒体质的人不宜多吃，怀孕及正值经期的妇女也应少吃。

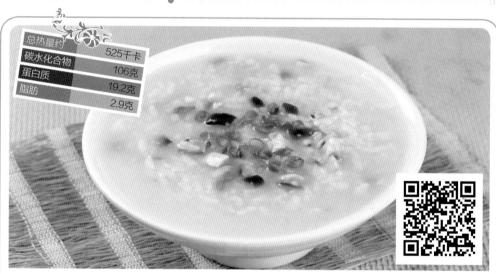

总热量约	525千卡
碳水化合物	106克
蛋白质	19.2克
脂肪	2.9克

（特别推荐）香菇薏米粥

▶ 补脾益肾、降压降糖

材料 香菇35克，水发薏米60克，水发大米85克，葱花少许，盐2克，鸡粉2克，食用油适量

做法 ①将洗净的香菇切成丁，装入碟中。
②砂锅中注入适量清水，用大火烧开，放入薏米，倒入大米，烧开后用小火煮30分钟至食材熟软。
③放入香菇，用小火煮续10分钟至食材熟烂。
④放入盐、鸡粉，拌匀调味，再放上葱花即可。

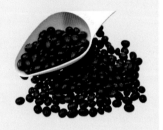

黑豆

降低血脂
软化血管、调节血压、

黑豆含有的不饱和脂肪酸可以降低血中胆固醇和甘油三酯的含量，能够提高血液中高密度脂蛋白胆固醇的含量，降低血液黏稠度，改善血液微循环，从而降低血压、降血脂、减少动脉粥样硬化斑块形成。

常吃黑豆能够软化血管、滋润皮肤，特别是对于同时患有高脂血症、冠心病、动脉硬化等疾病的高血压患者，有很好的调理保健作用。

生黑豆中含有胰蛋白酶抑制剂，会妨碍蛋白质的消化、吸收。黑豆不可一次吃太多，而且一定要充分煮熟后食用。

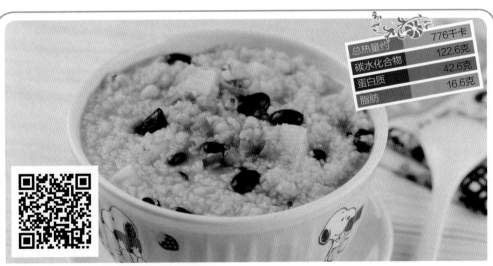

总热量约	776千卡
碳水化合物	122.6克
蛋白质	42.6克
脂肪	16.6克

特别推荐 山药黑豆粥 ▶ 滋阴补肾、软化血管

 材料 小米70克，山药90克，水发黑豆80克，水发薏米45克，葱花少许，盐2克

 做法 ①将洗净去皮的山药切成丁。

②锅中注入适量清水，用大火烧开，倒入黑豆、薏米、小米，烧开后用小火煮30分钟至食材熟软。

③放入山药，续煮15分钟至全部食材熟透。放入盐调味，放上葱花即可。

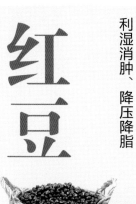

红豆

利湿消肿、降压降脂

红豆含有丰富的人体必需氨基酸、膳食纤维以及多种维生素和矿物质营养，具有利湿消肿、清热退黄、润肠通便、消脂解毒、降压降脂的作用，对于高血压患者调节代谢、软化血管、稳定血压有益。

红豆中富含色氨酸，有调节、改善情绪的作用，也可帮助高血压患者调节血压。常吃红豆有利于增强人体的免疫功能，提高抗病能力。

红豆能通利水道，故尿多之人忌食；不宜久食，久食则令人黑瘦结燥；胃肠较弱的人也不宜多食，因为会容易胀气。

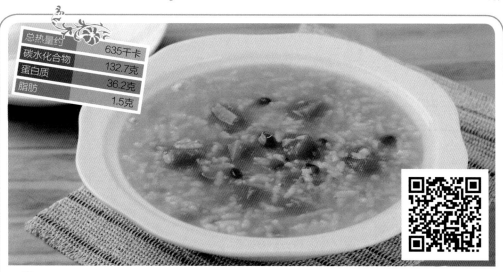

总热量约	635千卡
碳水化合物	132.7克
蛋白质	36.2克
脂肪	1.5克

特别推荐 ## 红豆南瓜粥

▶ 利尿消肿、降脂降压

材料 水发红豆85克，水发大米100克，南瓜120克

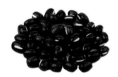

做法 ①将去皮的南瓜切厚块，切条，改切成丁。
②砂锅注适量清水烧开，倒入大米，拌匀，加入红豆，拌匀。盖上盖子，用小火炖30分钟，再倒入南瓜，拌匀。
③加盖用小火再炖5分钟后盛出，装入汤碗中即可。

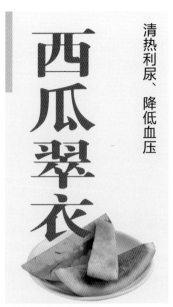

西瓜翠衣

清热利尿、降低血压

西瓜皮中含有的维生素C能促进人体合成氮氧化物，氮氧化物具有扩张血管的作用，从而有助于降低血压，还可以防止自由基造成的退化效应，防止血液中脂质过氧化连锁反应的发生，避免大分子的脂质聚合物沉积在血管壁而出现血管的硬化和阻塞，从而有效地降低血脂，减轻和预防心血管疾病。

西瓜皮中所含的瓜氨酸能增进尿素形成，从而具有利尿作用，可以用以治疗心脏及肾脏性水肿、肝病黄疸及糖尿病。

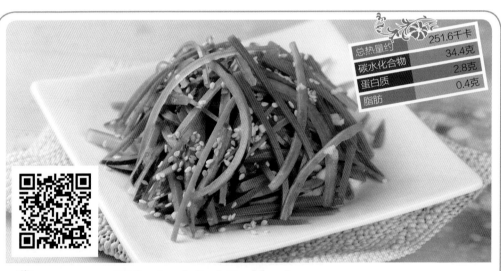

总热量约	251.6千卡
碳水化合物	34.4克
蛋白质	2.8克
脂肪	0.4克

特别推荐 西瓜翠衣拌胡萝卜 ▶ 调和脾胃、利水降压

材料 西瓜皮200克，胡萝卜200克，熟白芝麻、蒜末各少许，盐2克，白糖4克，陈醋8毫升，食用油适量

做法 ①洗净食材，胡萝卜、西瓜皮去皮切丝。锅中注水烧开，倒入食用油，倒入胡萝卜搅散，略煮片刻，加入西瓜皮，煮半分钟至断生后都捞出，沥干。②将胡萝卜和西瓜皮放入碗中，加入蒜末，放盐、白糖，淋入陈醋用筷子拌匀调味后盛出，撒上芝麻装入盘中即可。

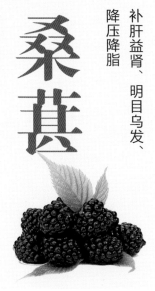

补肝益肾、明目乌发、降压降脂

桑葚

桑葚能扩充人体的血容量、降低血压，还有降低血脂、防止血管硬化的功效，适宜于高血压、冠心病及妇科病患者食疗。

桑葚含有丰富的维生素E，能防止脂质过氧化，抵抗氧化损伤，预防动脉粥样硬化，保持血管弹性，维持血压稳定。

常食桑葚还可提高人体免疫力，使高血压、高血脂患者抗病能力增强，还具有延缓衰老、美容养颜的功效。

桑葚内含有较多鞣酸，会影响人体对铁、钙、锌等物质的吸收，所以每次不宜多吃。

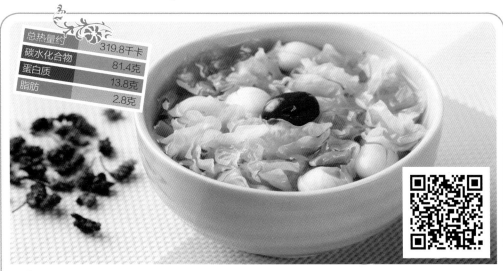

总热量约	319.8千卡
碳水化合物	81.4克
蛋白质	13.8克
脂肪	2.8克

特别推荐 桑葚莲子银耳汤　▶ 滋阴补肾、清热助眠

材料 水发银耳40克，桑葚30克，莲子20克，冰糖30克

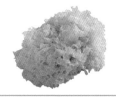

做法 ①将洗净的银耳切除根部，再切成小块；莲子洗净，去心；二者浸入清水中待用。
②锅中注入约700毫升清水烧开，倒入银耳、莲子，转小火煮10分钟至银耳晶莹透亮。
③放入冰糖，煮约3分钟至冰糖完全溶化，倒入洗净的桑葚，煮约2分钟至汤汁略呈紫红色即可食用。

香蕉

保钾排钠、降血压、调整糖脂代谢

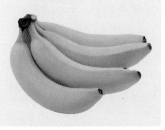

香蕉中含有的植物化学物质能降低人体中血管紧张素转化酶的含量，也可以起到抑制血压升高的作用，其含有的镁能减轻血压突然改变对血管造成的压力。

香蕉中含有丰富的钾，可以降低肾对钠盐的重吸收、促进钠排泄，产生降血压的效果；香蕉中的膳食纤维具有调节糖类和脂类代谢的作用，降糖降脂。

未熟透的香蕉不宜食用，因为其含较多鞣酸，对消化道有收敛作用，会抑制胃液分泌和胃肠蠕动，食用后可能导致消化不良或便秘。

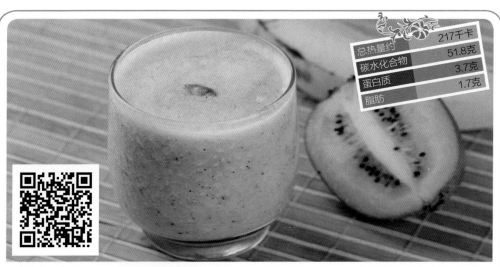

总热量约	217千卡
碳水化合物	51.8克
蛋白质	3.7克
脂肪	1.7克

（特别推荐）**香蕉猕猴桃汁** ▶ 消食化积、防治便秘

 材料 香蕉120克，猕猴桃90克，柠檬30克

 做法 ①香蕉去皮，果肉切成小块；洗净的柠檬切成小块；洗好的猕猴桃去皮，果肉切成块，备用。
②取榨汁机，选择"搅拌"刀座组合，倒入切好的水果，加入适量纯净水。盖上盖，选择"榨汁"功能，榨取果汁。
③揭开盖，将榨好的果汁倒入杯中即可。

蓝莓

降压降脂

改善血液循环、

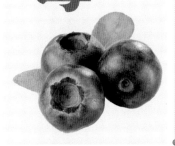

蓝莓中的花色苷可强化毛细血管、改善血液循环、降低血压、预防血栓形成、降低血脂。

蓝莓果胶丰富，可以稀释人体脂肪，保护人体心脑血管的健康。

蓝莓中含有丰富的抗氧化剂，可以延缓人体衰老，防止细胞的退行性改变，对于抑制血小板聚集，预防大脑病变、动脉硬化等病症具有一定的效果。

由于蓝莓汁液中含有鞣酸，会导致蛋白质凝固，影响蛋白质的吸收，降低营养价值，所以不建议将蓝莓与牛奶、鸡蛋或豆制品同吃。

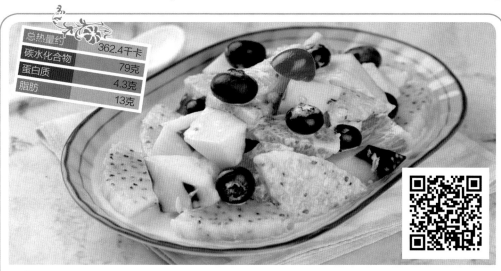

总热量约	362.4千卡
碳水化合物	79克
蛋白质	4.3克
脂肪	13克

特别推荐 蓝莓果蔬沙拉

▶ 清热健脾、预防氧化损伤

材料 黄瓜200克，菠萝肉200克，黄桃50克，金橘50克，蓝莓40克，柠檬30克，丘比沙拉酱15克，白糖15克

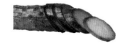

做法 ①将洗净的黄瓜切成片；菠萝肉切成小块；柠檬切片；洗好的蓝莓切去果蒂。
②将金橘、菠萝、黄瓜、柠檬、蓝莓倒入干净的器皿中，加入约15克的沙拉酱，再加入适量白糖，倒入准备好的黄桃，再用筷子拌约1分钟至白糖全部溶化。
③将拌好的材料转入盘中即成。

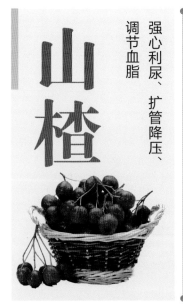

山楂

强心利尿、扩管降压、调节血脂

山楂含有的山楂酸、柠檬酸能利尿、降血压，类黄酮有一定强心作用，可发挥缓慢而持久的降压作用；其三萜类成分有显著的扩张血管及降压作用。

山楂所含的解脂酶能促进脂肪类食物的消化，促进消化液分泌，增加胃内酶素，有助于胆固醇转化，可调节血脂及胆固醇含量。

山楂与含维生素C分解酶的果蔬不宜同食，新鲜的黄瓜、南瓜、胡萝卜等果蔬中均含有维生素C分解酶，与山楂同食，会加速分解山楂中的维生素C，降低营养价值。

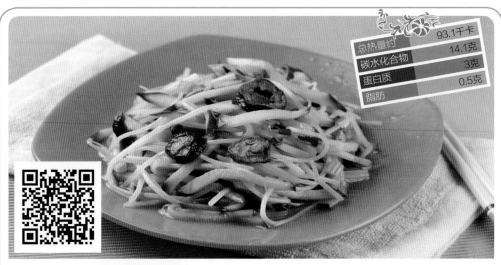

总热量约	93.1千卡
碳水化合物	14.1克
蛋白质	3克
脂肪	0.5克

特别推荐　山楂银芽　　▶ 健脾开胃、清热降压

材料　山楂30克，绿豆芽70克，黄瓜120克，芹菜50克，白糖6克，水淀粉3毫升，食用油适量

做法　①把洗净的芹菜切成段；将洗净的黄瓜切成片，改切成丝。用油起锅，倒入洗净的山楂，略炒片刻后放入黄瓜丝，翻炒至熟软。
②下入绿豆芽、芹菜，快速拌炒均匀，加入白糖，炒匀调味。
③倒入适量水淀粉，拌炒一会至食材熟透盛盘即可。

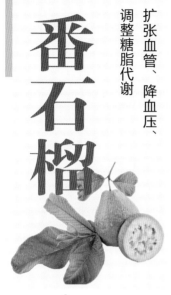

番石榴

扩张血管、降血压、调整糖脂代谢

番石榴富含维生素C等多种维生素和矿物质元素，可促进人体合成氮氧化物，具有扩张血管的作用，从而降低血压。

常吃番石榴还能调整人体的糖类、脂肪代谢，有降血糖、降血脂作用，可有效预防高血压并发糖尿病、高脂血症等并发证。

因为番石榴子不易消化，高血压同时患有严重消化系统疾病，如消化道溃疡、重度肝硬化、溃疡性结肠炎等疾病的患者，不宜吃生番石榴。

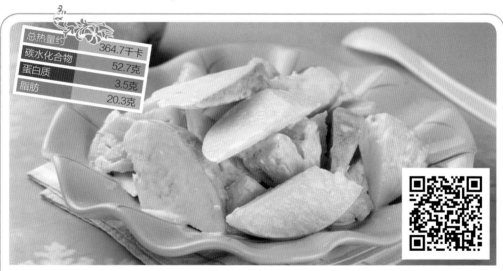

总热量约	364.7千卡
碳水化合物	52.7克
蛋白质	3.5克
脂肪	20.3克

特别推荐 **番石榴雪梨菠萝沙** ▶ 润肠通便、调节糖代谢

 材料 番石榴90克，雪梨100克，菠萝180克，沙拉酱25克

做法 ①洗净的雪梨对半切开，改切成小块；洗净的番石榴对半切开，切成瓣，再切成小块；洗净去皮的菠萝肉切成小块。

②将切好的水果装入碗中，放入适量沙拉酱，用筷子搅拌匀。

③将拌好的水果沙拉盛出，装入盘中即可。

木瓜

保护血管、降低胆固醇

木瓜中含有的齐墩果酸，可恢复血管弹性，从而保护血管、降低血压，其水溶性纤维，可降低血液中的胆固醇。

木瓜中的木瓜蛋白酶会帮助蛋白质的消化、促进营养充分吸收，减低胃肠的工作量，对稳定血压很有益。常吃木瓜还可降低血脂、防治便秘、预防消化系统癌变。

木瓜性温味酸，可平肝和胃、舒筋络、活筋骨。有些人对木瓜过敏，应避免食用木瓜和含木瓜成分的食品。

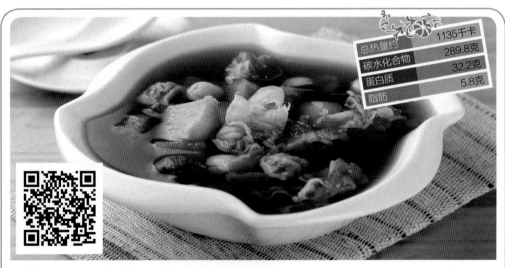

总热量约	1135千卡
碳水化合物	289.8克
蛋白质	32.2克
脂肪	5.8克

特别推荐 甘蔗木瓜炖银耳

▶ 清热滋阴、软化血管

材料 水发银耳150克，无花果40克，水发莲子80克，甘蔗200克，木瓜200克，红糖60克

做法 ①洗净的银耳切去黄色的根部，再切成小块；洗好去皮的甘蔗敲破，切成段；洗净的木瓜去皮，切成丁。

②锅中加水烧开，放入洗净的莲子、无花果，加入甘蔗、银耳，烧开后小火炖至食材熟软。放入木瓜，小火再炖10分钟，放入红糖拌匀，煮至溶化即可。

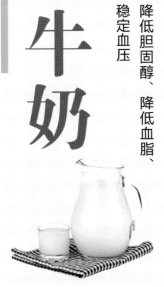

牛奶

降低胆固醇、降低血脂、稳定血压

牛奶中的钾可使动脉血管在高压时保持稳定，保护血管，减少中风风险。牛奶中的镁能使心脏耐疲劳性增强，预防高血压性心脏病的发生。

牛奶鉴别方法：在盛水的碗内滴几滴牛奶，如牛奶凝结沉入碗底的是优质品，浮散的质量欠佳，若是瓶装牛奶，只要在牛奶上部观察到稀薄现象或瓶底有沉淀的，则都不是新鲜奶，将牛奶煮开以后，表面结有奶皮（乳脂）的是好奶，表面为豆腐花状的是坏奶。

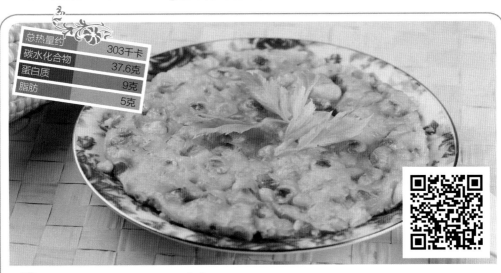

总热量约	303千卡
碳水化合物	37.6克
蛋白质	9克
脂肪	5克

特别推荐 奶香玉米烙

▶ 健脾和胃、降低血压

材料 鲜玉米粒150克，牛奶100毫升，盐2克，白糖6克，生粉、食用油各适量

做法 ①锅中加水烧开，放洗净的玉米粒煮至断生，捞出沥干。碗中加白糖、牛奶，生粉搅至糖溶化。
②取一个盘子，淋入少许食用油抹匀。倒入拌好的玉米粒，铺平、压实，制成玉米饼生坯。
③煎锅中注入适量食用油，烧至三成热，下入饼坯，用小火煎至两面熟透即可。

醋

软化血管、维持血管弹性、降压降脂

醋中的醋酸可抑制胆固醇的合成，还可软化血管、维持血管弹性，促进胆固醇的排泄，降低胆固醇和血压，其利尿功能有助于钠的排出，也能起到降压作用，能有效预防高血压、动脉硬化以及冠心病等心脑血管疾病。

选购时应注意，好的食醋应有其特有的香气和酯香，具有琥珀色或红棕色光泽；体态澄清、浓度适当，无悬浮物、无沉淀；酸味柔和，回味绵长，无异味。在烹调鱼类时可加入少许醋，可去除鱼腥味；在烧羊肉时加少量醋，可解除羊膻气。

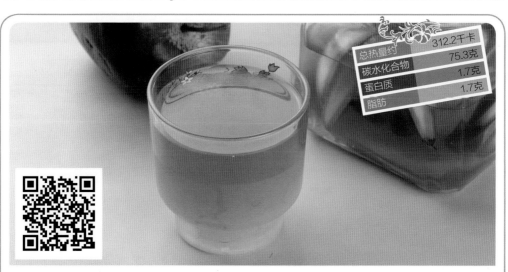

总热量约	312.2千卡
碳水化合物	75.3克
蛋白质	1.7克
脂肪	1.7克

特别推荐 苹果醋　　　　　　　▶ 健脾胃、降血压

材料 苹果250克，白醋200毫升，陈醋10毫升，冰糖40克

做法 ①洗净去皮的苹果对半切开，切成瓣。把苹果放入玻璃罐中，放入冰糖。
②倒入适量白醋，放入陈醋。盖上盖，摇晃至混合均匀。
③常温下浸泡1个月，至苹果醋呈金黄色。
④把制好的苹果醋盛出，装入玻璃杯中即可。

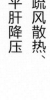

菊花

疏风散热、
平肝降压

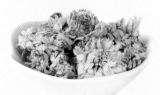

现代药理研究表明，菊花中的菊苷有很好的降压作用。菊花可显著扩张冠状动脉，增加血流量，有降低血压、并可提高心肌细胞对缺氧的耐受力的功效。

菊花服用不当可能会引起拉肚子、呕吐等症状，不宜直接服用其生的叶梗。

高血压病患者按中医辨证可有多种证型，属于阴虚阳亢型者用菊花最好；属于阴阳两虚型者则不宜用寒凉的菊花，只宜用培补阳气，滋养肾阴的药；痰湿型、血瘀型高血压病患者也不宜用菊花。

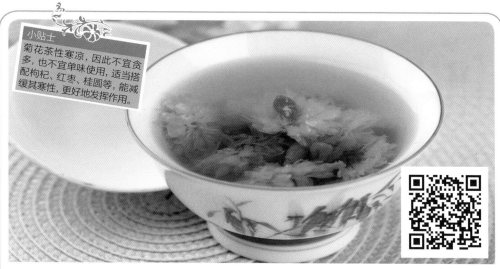

小贴士
菊花茶性寒凉，因此不宜贪多，也不宜单味使用，适当搭配枸杞、红枣、桂圆等，能减缓其寒性，更好地发挥作用。

特别推荐 **枸杞菊花茶**　　▶ 滋阴清热、降低血压

材料 枸杞5克，菊花3克

做法 ①砂锅中注入适量清水烧开，倒入洗净的菊花，搅拌匀，加盖煮沸后用小火炖煮约10分钟，至其散发出花香味。
②撒上洗净的枸杞，搅拌匀，加盖用小火续煮约3分钟，至食材析出营养物质。
③取下盖，搅拌一会盛出，装在茶杯中即成。

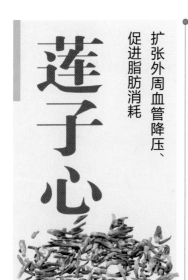

扩张外周血管降压、促进脂肪消耗

莲子心

莲子心味道极苦，却有显著的强心作用，能扩张外周血管，降低血压，预防脑血管意外的发生。莲子心属于苦寒的食物，能促进身体多消耗一些脂肪，从而达到降脂减肥目的。

莲子心适宜于体质虚弱、心悸失眠、多梦、遗精者食用；也适合脾虚腹泻、妇女白带过多、癌症患者及放疗、化疗以后食用，但多食易致腹胀痞塞，故消化不良、中满腹胀、大便燥结者不宜食用。

宜选购色泽翠绿、干燥、质脆易折断、断面有多数小孔、无气味的莲子心。

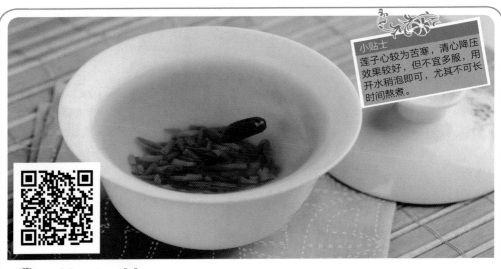

小贴士
莲子心较为苦寒，清心降压效果较好，但不宜多服，用开水稍泡即可，尤其不可长时间熬煮。

特别推荐 ## 莲心茶　　　　▶ 滋阴清热、降低血压

 材料 莲子心10克

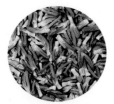

做法 ①取一个干净的茶杯，放入洗净的莲子心，注入适量沸水。
②盖上茶杯盖，泡约1分钟，至其析出有效成分。
③取下盖，趁热饮用即可。

丹参

活血化瘀、降低血压、降低甘油三酯

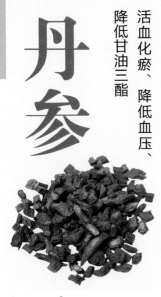

丹参片是活血化瘀、理气止痛的中成药，主要用于心绞痛、高血压、颈椎病以及胸中憋闷等病症。

丹参中的主要成分丹参酮 II A，可扩张血管，降低血压，丹参还可使血黏度降低，还能减少主动脉粥样斑块体积，使血清总胆固醇、甘油三酯有所降低。

丹参能扩张冠状动脉，增加冠脉流量，改善心肌缺血、梗塞和心脏功能，调节心律，并能扩张外周血管，改善微循环。

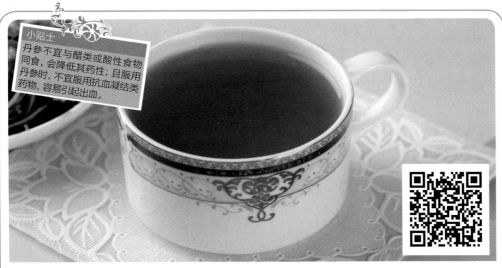

小贴士

丹参不宜与醋类或酸性食物同食，会降低其药性；且服用丹参时，不宜服用抗血凝结类药物，容易引起出血。

（特别推荐）**银花丹参饮** ▶ 清热凉血、活血养心

 材料 金银花5克，丹参5克

 做法 ①砂锅中注入适量清水烧开，倒入洗净的金银花、丹参。

②盖上盖，煮沸后用小火煮约15分钟，至其析出有效成分，揭盖，拌煮一会儿。

③再盛出煮好的药茶，滤取茶汁，装入茶杯中即成。

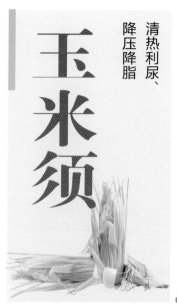

清热利尿、
降压降脂

玉米须

玉米须具有利尿、清热、解毒、平肝、利胆的功效，可治疗肾炎水肿、黄疸肝炎、胆囊炎、胆结石、吐血衄血、鼻渊、乳痈等症，还能抑制蛋白质的排泄，有降脂减肥的作用，对高血压患者减肥有利。

玉米须具有降压作用，其降压机制主要是中枢性的，亦有认为主要是扩张末梢小血管的结果；玉米须能对抗肾上腺素的升压效应。

玉米须还有开胃作用，可作为高血压患者相当不错的保健茶。玉米须没有副作用，但要注意用量。

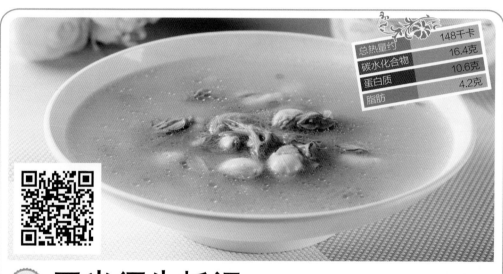

总热量约	148千卡
碳水化合物	16.4克
蛋白质	10.6克
脂肪	4.2克

特别推荐 ## 玉米须生蚝汤 ▶ 清热利水、增强免疫力

材料 生蚝肉200克，玉米须20克，姜片、葱花各少许，盐2克，鸡粉2克，胡椒粉、食用油各适量

做法 ①锅中注入适量清水烧开，放入姜片，淋入少许食用油，加入适量盐、鸡粉，再倒入洗净的玉米须、生蚝肉，烧开后转中火煮10分钟，至食材熟透。②撒上少许胡椒粉，续煮至汤汁入味，撒上葱花即可。

决明子

保肝利胆、降压降脂

决明子含有多种维生素和丰富的氨基酸、脂肪、碳水化合物等，其保健功能日益受到人们的重视。临床实验证明，喝决明子茶可以清肝明目、防止视力模糊、降血压、降血脂、减少胆固醇等，对于防治冠心病、高血压都有不错的疗效。

决明子所含的决明素不仅有降压效果，还可控制体内血清胆固醇的含量，防止动脉粥样硬化斑块形成。

食用决明子应适量，长期吃对身体不好，会损伤身体的正气。

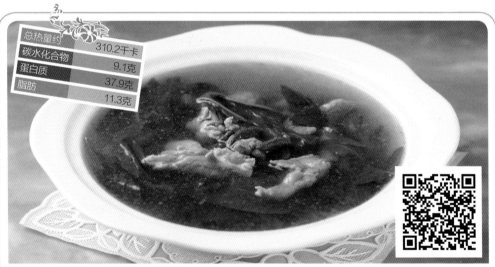

总热量约	310.2千卡
碳水化合物	9.1克
蛋白质	37.9克
脂肪	11.3克

特别推荐 枸杞叶决明子肉片汤 ▶ 补益脾胃、清热降压

材料 枸杞叶50克，猪瘦肉100克，决明子10克，枸杞8克，姜片少许，盐3克，鸡粉3克，水淀粉3毫升，食用油适量

做法 ①洗净的猪瘦肉切片，装入碗中，放入少许盐、鸡粉、水淀粉、食用油拌匀，腌渍10分钟。
②砂锅中注入适量清水烧开，倒入姜片、决明子拌匀。盖上盖，烧开后用小火煮5分钟。
③揭开盖，倒入瘦肉片，快速搅匀。放入枸杞叶，略煮片刻。倒入备好的枸杞。搅动一会儿，使食材药性均匀。关火后盛出，装入碗中即可。

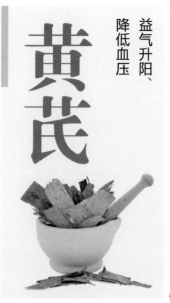

黄芪

益气升阳、降低血压

黄芪为最佳补中益气之药，具有补气固表、利尿脱毒、排脓敛疮、生肌的功效，能增强和调节机体免疫功能，对干扰素系统有促进作用，可提高机体的抗病力，能增强心肌收缩力，保护心血管系统，抗心率失常，扩张冠状动脉和外周血管，降低血压。

黄芪中的黄芪多糖可双向控制血糖，既能升高低血糖，又能降低高血糖，对高血压并发糖尿病患者有一定食疗作用。

面部感染、消化不良、上腹胀满和有实证、热证等情况的患者不宜用黄芪。

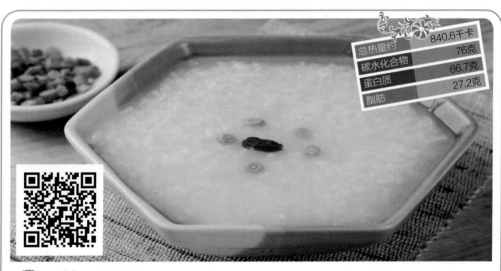

总热量约	840.6千卡
碳水化合物	76克
蛋白质	66.7克
脂肪	27.2克

特别推荐　黄芪粥　　▶ 补中益气、调中补虚

材料　水发大米170克，黄芪15克

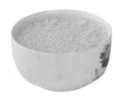

做法　①砂锅中注入适量清水烧开。倒入洗净的黄芪。盖上盖，煮沸后用小火煮约15分钟。
②揭盖，取出黄芪，待用。砂锅中倒入洗净的大米，搅拌匀。盖上盖，煮沸后用小火炖煮约30分钟，至米粒变软。揭盖，盛出煮好的米粥，装入汤碗中。放上备好的黄芪即成。

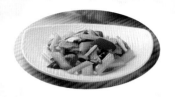
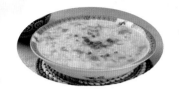

Part 6
常见高血压
并发症特效食谱

　　高血压是生活中的一种常见病，均衡饮食是控制高血压的一项重要内容。当然，对于高血压的并发症，饮食调理也是一种治疗方法。

　　研究显示，膳食中有大量水果和蔬菜，以低脂肪的奶制品取代富含饱和脂肪酸的食物，这样的饮食习惯可使血压大大降低，改善膳食结构的益处不仅在于可降低血压，对于冠心病、心力衰竭、脑卒中、肾功能减退、高血脂等并发症，也有很好的调理和预防作用。

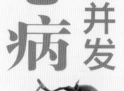

高血压并发冠心病

冠心病

高血压是引发冠心病的危险因素，高血压患者很大一部分会同时患有冠心病。冠心病是由于冠状动脉粥样硬化、血管腔狭窄血流不通而致，出现心肌缺血、缺氧、心绞痛、气急、心律不齐等症状。在饮食方面，高血压并发冠心病患者应注意以下几点：

①多吃新鲜的蔬菜和水果。②低脂饮食，控制盐的摄入，所有过咸食物及腌制品都不宜食用。③适当补充动物蛋白，一般每天每公斤体重摄入优质蛋白质1克左右为宜。④控制胆固醇、脂肪酸的摄入，尤其是动物内脏、蛋黄、蟹黄等。⑤戒烟限酒。⑥忌浓茶、辛辣、硬质饮食。

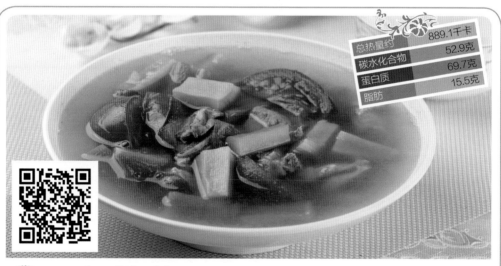

总热量约	889.1千卡
碳水化合物	52.9克
蛋白质	69.7克
脂肪	15.5克

特别推荐 西红柿苦瓜排骨汤 ▶ 预防心脑血管硬化

材料 西红柿90克，苦瓜200克，排骨300克，姜片少许，鸡粉2克，盐2克，料酒4毫升

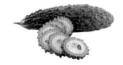

做法 ①苦瓜洗净切成粒；西红柿切成小块；洗净的排骨剁成块，氽去血水，捞出待用。

②砂锅中加水烧开，倒入排骨，放姜片、苦瓜、淋料酒，小火煮30分钟至排骨熟软，放入切好的西红柿。

③用小火煮15分钟，至全部食材熟透。加入适量盐、鸡粉，搅匀调味即可。

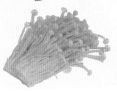

高血压并发

心力衰竭

高血压发展到严重程度就会影响心脏功能，可以发展到气急、咳嗽、咯血、发绀、水肿、肝肿大等一系列心力衰竭的症状。饮食方面应注意：

①少食多餐，食物宜细软、容易咀嚼、容易消化；避免辛辣刺激性食物。②摄入较低的热量，每日能量摄入满足需要即可。③低钠盐、少饮水；每日盐摄入量为1～2克。④蛋白质的量不宜过高或过低，适量食用煮烂的鱼、蛋、瘦肉。⑤多食用含钾丰富的蔬菜和水果，以补充钾的不足，还有利于大便畅通。

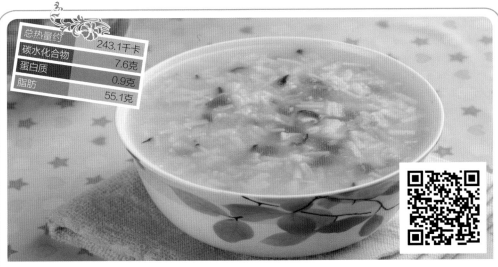

总热量约	243.1千卡
碳水化合物	7.6克
蛋白质	0.9克
脂肪	55.1克

特别推荐 **菌菇稀饭**

▶ 降低血压、增强免疫力

材料 金针菇70克，胡萝卜35克，香菇15克，绿豆芽25克，软饭180克，盐少许

做法 ①将洗净的绿豆芽切粒；洗好的金针菇切去根部，切成段；洗好的香菇切片，改切成丁；洗净的胡萝卜切条，改切成丁。
②锅中倒入适量清水，放入金针菇、香菇、胡萝卜，大火煮沸，倒入软饭搅散，转小火煮至食材软烂。
③倒入绿豆芽，搅拌片刻，放盐调味即可。

脑卒中又称脑血管意外，分出血性卒中和缺血性卒中，都会有不同程度、不同部位的脑损伤，而后产生多种神经精神症状，常见有头晕、头痛突然加重或突然晕倒，继而出现肢体瘫痪、口眼歪斜、失语、昏迷等症状。高血压并发脑卒中患者饮食上注意以下几点：

①饮食宜清淡，限量使用油脂，尽量不食用肥肉、肥禽，低盐饮食。②多选用新鲜蔬菜和适量水果。③控制总热量的摄入，保持合理体重。④吞咽功能正常的患者，所吃的食物一定要软而烂，便于咀嚼。对于丧失吞咽功能的患者，应给予全流质饮食。

脑卒中 高血压并发

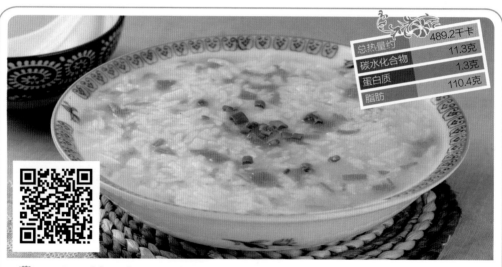

总热量约	489.2千卡
碳水化合物	11.3克
蛋白质	1.3克
脂肪	110.4克

特别推荐 山药南瓜粥 ▶ 降低血压、防治动脉硬化

材料 山药85克，南瓜120克，水发大米120克，葱花少许，盐2克，鸡粉2克

做法 ①将洗净去皮的山药切片，再切条，改切成丁。去皮洗好的南瓜切片，再切条，改切成丁。
②砂锅中注入适量清水烧开，倒入大米，搅拌匀。用小火煮30分钟，至大米熟软。放入切好的南瓜、山药，拌匀，小火煮至食材熟烂。
③加入适量盐、鸡粉，搅匀调味，撒上葱花即可。

高血压并发肾功能减退

高血压病与肾功能不全存在伴发关系，高血压病可引起肾脏损害，后者又使血压进一步升高，并难以控制。长期未控制的高血压病可导致肾功能衰竭。饮食应注意以下几点：

①控制每日蛋白质的摄入量，一般为每日30～50克，选用优质蛋白质。②摄入一定的碳水化合物及脂类以提供所需能量。③食物多样化，宜清淡、少盐，避免油炸及烟熏食物。④避免食用豆类食品和高钠食品，豆浆、豆腐等豆制品应在营养师的指导下限量食用。

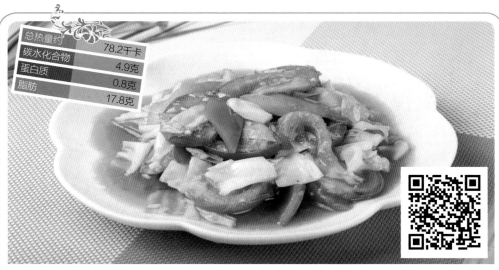

总热量约	78.2千卡
碳水化合物	4.9克
蛋白质	0.8克
脂肪	17.8克

特别推荐 西红柿炒包菜

▶ 降压降脂、补充维生素

材料 西红柿120克，包菜200克，彩椒60克，蒜末、葱段各少许，番茄酱10克，盐4克，鸡粉2克，白糖2克，水淀粉4毫升，食用油适量

做法 ①洗好的彩椒切条，再切成小块；洗净的西红柿切瓣；洗好的包菜切块，焯水备用。

②用油起锅，放蒜末、葱段，爆香，放入西红柿、彩椒，翻炒匀，加入包菜，翻炒片刻。

③放入番茄酱、盐、鸡粉、白糖，炒匀调味。放入适量水淀粉，快速翻炒匀即可盛出装盘。

高血压并发 高脂血症

高血压病的发生和发展与高脂血症密切相关。大量研究资料表明，许多高血压患者伴有脂质代谢紊乱，血液中胆固醇和甘油三酯的含量均比正常人显著增高，而高密度脂蛋白、胆固醇含量则较低。另一方面，许多高脂血症患者也常并发高血压，两者呈因果关系。因此，两项并存时更应积极治疗。饮食方面建议如下：

①避免高脂肪、高胆固醇的食物。避免重油、油炸、煎烤和过咸的食物。②烹调用油限量，最好选用茶油或改良菜子油作为烹调用油。③适量控制主食及甜食、水果。④多吃新鲜蔬菜、豆制品和全谷类。

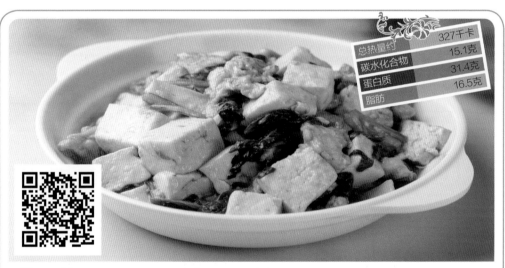

总热量约	327千卡
碳水化合物	15.1克
蛋白质	31.4克
脂肪	16.5克

特别推荐 茼蒿炒豆腐 ▶ 降压降脂、增强免疫力

材料 鸡蛋2个，豆腐200克，茼蒿100克，蒜末少许，盐3克，水淀粉9毫升，生抽10毫升，食用油适量

做法 ①鸡蛋打入碗中，加入少许盐、水淀粉搅匀；洗好的豆腐切小方块；洗净的茼蒿切段。②锅中注入适量清水烧开，加少许盐，倒入切好的豆腐煮沸后捞出。用油起锅，倒入蛋液炒至熟，盛出待用。③锅中注入适量食用油烧热，放入蒜末。倒入茼蒿，炒至熟软。放入豆腐、鸡蛋翻炒匀。淋入生抽，炒匀。放入少许盐、清水、水淀粉炒匀。盛出装盘即可。

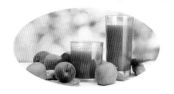

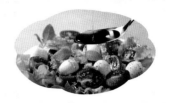

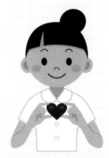

Part 7

高血脂患者须知常识

　　高血脂的隐匿性很高，在发病的很长一段时间内患者可能无明显的自觉症状，而仅仅表现为血脂检查异常，也正因为这一个特点的存在，人们往往忽视了高血脂的存在。为了让患者清楚地认识高血脂，并引起重视，这里深入剖析关于高血脂的方方面面，让高血脂患者"有备无患"。

了解与高血脂相关的名词解释

大量的临床经验显示，要想治疗高脂血症，首先就应当对高血脂进行全方位的了解。包括什么是高血脂？高血脂有什么危害？引起高血脂的原因？高脂血症的易患人群？等等，下面为大家一一介绍。

1.高脂血症的定义

我们首先了解一下什么是血脂，血脂又称脂质，是血液中所含脂类物质的总称，主要包括胆固醇、胆固醇脂、甘油三酯（或三酰甘油）、磷脂以及游离脂肪酸等，其中胆固醇和甘油三酯是主要成分。

血脂中脂质含量只是全身脂质含量的一小部分，但是却是人体所必需的物质，具有至关重要的生理功能。血脂成分由载脂蛋白运转载脂蛋白的氨基酸数目、分子量、血浆浓度、所载的脂质，合成的部位不相同，其主要功能也各不相同。

由于各种原因引起的血清中的胆固醇或甘油三酯水平升高所产生的疾病就是高脂血症，通俗地称为"高血脂"。近年来，由高血脂引起的并发症越来越多，而且患病比例也在逐年上升。因为高血脂所引发的中风、心血管疾病直接威胁人们的健康与生命，所以高血脂与高血压、高血糖一起被称为"三高"，越来越受到人们的关注。

2.高脂血症的诊断与分型

目前，国内一般以成年人空腹血清总胆固醇超过5.72毫摩尔／升，三酰甘油超过1.70毫摩尔／升，作为诊断高脂血症的指标。将总胆固醇在5.2～5.7毫摩尔／升者称为边缘性升高。根据血清总胆固醇、三酰甘油和高密度脂蛋白胆固醇的测定结果，通常将高脂血症分为以下四种类型：高胆固醇血症、高三酰甘油血症、混合型高血脂症、低高密度脂蛋白血症。

①高胆固醇血症是指血清总胆固醇含量增高，超过5.72毫摩尔／升，而三酰甘油含量正常，即三酰甘油低于1.70毫摩尔

/升。②高三酰甘油血症是指血清三酰甘油含量增高，超过1.70毫摩尔/升，而总胆固醇含量正常，即总胆固醇低于5.72毫摩尔/升。③混合型高脂血症是指血清总胆固醇和三酰甘油含量均增高，即总胆固醇超过5.2毫摩尔/升，三酰甘油超过1.70毫摩尔/升。④低高密度脂蛋白血症是指血清高密度脂蛋白胆固醇（HDL－胆固醇）含量降低，低于0.90毫摩尔/升。

3.引起高脂血症的原因

由于高脂血症的病因很多，目前医学界也不能完全解释清楚，就目前得到证实与确定的主要有三个方面的因素：遗传因素、饮食因素和内分泌或代谢因素。

一小部分的人会因为家族性高血脂症遗传而患病，其余大部分都是在后天所形成的，而饮食因素是引起高血脂症的常见原因，绝大多数患者都是由于日常生活中对于饮食问题疏忽或是坚持错误的饮食方式而导致体内血脂过高，从而产生疾病。

比如人们摄取高脂肪、高热量的饮食太多，平时又缺乏运动，生活无规律，导致肥胖，引起血黏度、甘油三酯和胆固醇升高而致病。内分泌或代谢因素主要是指由于血液中糖、脂肪、胆固醇、蛋白质代谢紊乱，体内毒素增多，肝脏的解毒功能严重受损，致使心脏供血无力，血流不畅，直至导致血液中的胆固醇与脂肪含量过高形成高血脂，并伴有高血压、高血糖等一系列疾病。

近年来高血脂在世界范围内速疾流行，被公认为全世界的三大疾病之一，从它的患病率变化趋势来看，形势不容乐观。

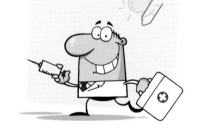

4.高脂血症的易患人群

研究调查发现以下几种人易患高脂血症：有少数患者是患有高脂血症家族病史的人；大部分患者都是肥胖者；中老年人及绝经后的妇女；35岁以上经常高脂、高糖饮食者也会有得高脂血症的危险；有些高脂血症患者是由于生活习惯不良而导致的疾病，比如长期吸烟、酗酒者、不经常运动者；患有糖尿病、高血压、脂肪肝的病人，生活没有规律、情绪容易激动，精神长期处于紧张状态，甲状腺功能减退的人，都很容易得高脂血症。

🍚 5.高血脂的危害

人体内部组织器官可谓"牵一发而动全身"，尤其是血液流经身体各个部分，所以当血液中的脂类含量过高时，必然会影响到其他部分出现不适症状。高血脂并不仅仅是一种病，其重要性在于它还可以引发很多并发症。高血脂患者由于脂肪含量高，所以动脉内壁脂肪斑块沉积速度加快，当斑块将血管内壁阻塞到一定程度而使得血液供应发生不足时，就会出现相应的临床表现及引发其他疾病。

（1）引发心脑血管疾病

高血脂最大的危害就是导致动脉粥样硬化，引起心脑血管疾病，如脂肪斑块阻塞到支配心脏血液的动脉支时，即发生冠心病；当脂肪斑块阻塞到脑动脉或其他分支时，则会出现脑血管疾病，如脑中风等，所以高血脂又被称为引起心脑血管疾病的"凶手"。当人体形成动脉粥样硬化后，会导致心肌功能紊乱，引起血管动脉痉挛，诱使肾上腺分泌升压素，导致血压升高，引发高血压。高血脂还可以加重糖尿病病情，所以糖尿病患者除了要治疗糖尿病以外，还需要调节血脂。

（2）诱发胰腺炎

过高的甘油三酯可以引发胰腺炎。治疗胰腺炎除了在医生指导下降甘油三酯外，还要少吃甜食、零食，晚饭不宜过饱，多做运动，因为运动不仅可以燃烧体内过多的脂肪，把过高的甘油三酯降下来，而且能够降低引发胰腺炎的危险。

（3）引起肥胖，形成脂肪肝

过多脂肪在血液中堆积，在组织器官、皮下和血管壁周围大量沉积，使脂肪供大于求，导致肥胖，引发脂肪肝。

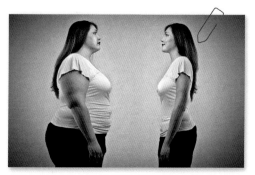

高血脂会引起肥胖，而肥胖也导致高血脂加重，这是一个相互关系。

（4）导致肺栓塞

肺栓塞是由于很多原因使得肢体很少活动，导致下肢或深部静脉血栓形成，当血流变缓时，脱落栓子可顺血流入肺，形成急性肺栓塞。

（5）降低人体抵抗力

由于体内血脂过高，代谢功能减低，内分泌紊乱，导致抵抗病毒的抗体作用减小，抵抗力下降。

（6）造成双目失明

高血脂是引起视网膜血栓形成的最常见原因。病人患有严重高脂血症时，血液中富含的大量三酸甘油酯使视网膜颜色变淡而近乳白色，这些脂蛋白很可能从毛细血管中漏出，造成视网膜脂质渗出，在视网膜上呈现出黄色斑片。而高浓度的血脂能够激活血小板，血小板则会释放出更多的凝血因子，使得血小板的聚集性增高，以致血管内血栓形成，从而造成视力严重下降。

（7）造成走路跛行

血液中的脂肪过高，就会在血管壁上沉积形成粥样斑块，粥样斑块则会导致腿部血管狭窄。正常情况下，运动后血管中的血液随之增加，能够满足运动时的血液和氧气的需要，但是一旦血管狭窄，当运动量达到一定程度时，肌肉就会出现缺氧和缺血状况，产生缺氧缺血性疼痛，走路就会跛行。

6.血脂升高的八大信号

一旦身体上出现了以下八大信号，就需要引起重视了，一定要去医院检测自己的血脂水平。

信号一：早晨起床后感觉头脑不清醒，进食早餐后好转，午后极易犯困，夜晚很清醒；经常感觉头昏脑涨，有时与人谈话的过程中都容易睡着；常常会忘记事情，感觉四肢很沉重或者四肢没有感觉等，这些都是高血脂的前兆。

信号二：中老年妇女的眼睑上出现淡黄色的小皮疹，刚开始时为米粒大小，略高出皮肤，严重时布满整个眼睑，这个在医学上称为"黄色素斑"，是由于血脂浓度异常增高，引起脂质异味沉积而造成的。黄色素斑本身没有明显的健康危害，但是，它的出现往往提示病人的血脂水平已经比较高了。

信号三：腿肚经常抽筋，并时常感到刺痛，这是胆固醇积聚在腿部肌肉中的表现，如果发现程度不断在加重，一定要予以重视，及时进行血脂检查。

信号四：患有家族性高胆固醇血症的人常会在各个关节的伸面皮肤出现脂质异味沉积，特别是跟腱，是脂质沉积的好发部位，严重者可使跟腱的强度明显下降，不小心碰到轻微的创伤就会引起撕裂。

信号五：短时间内在面部、手部出现较多黑斑（斑块比老年斑稍微大一些，颜色较深）。

信号六：记忆力及反应力明显减退，看东西会时不时地感到模糊，这是因为血液变黏稠，流速减慢，使视神经或视网膜出现暂时性缺血。

信号七：出现食欲不振等消化系统症状。高血脂可以引起脂肪肝，影响肝功能，故会出现食欲不振等症状。

信号八：肥胖是血脂升高的最常见的"信号"，所以肥胖者比一般体重正常的人，要更加注意进行血脂检查。

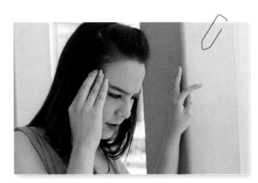

起床后容易头晕，午后极易犯困，经常感觉头昏脑涨，这些都是高血脂的前兆。

正确饮食，调节血脂

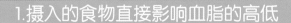

由于大多数高脂血症的发生都是由于患者饮食因素引起的，所以，防治高血脂除了治疗手段外，还需要掌握合理有效的饮食方法，从饮食入手，纠正导致血脂升高的不合理的饮食行为。

1.摄入的食物直接影响血脂的高低

调查研究发现，在患有高脂血症的人群中，绝大多数都是由于饮食不当而引起的。医学家的动物实验进一步证明了这个调查报告的科学性。动物试验中，将动物的膳食变为高脂肪高胆固醇的食物，就会发现动物的血脂开始升高而发生实验性动脉粥样硬化；撤除高脂膳食后，动脉粥样硬化即行消退。

大量的人群调查也观察到，食入动物性脂肪(主要含饱和脂肪酸)，可使血胆固醇和低密度脂蛋白含量增高，但高密度脂蛋白、胆固醇则降低；而食入植物性脂肪（主要含不饱和脂肪酸、植物纤维及植物蛋白等）则可使血脂下降。

实验表明，人们日常的饮食习惯和营养状况将直接影响着血脂和脂蛋白的含量，并与动脉粥样硬化的发生和发展有着密不可分的关系。了解并掌握这方面的知识，自觉地养成良好的饮食习惯，能够更好地预防与治疗高脂血症。

2.合理摄入三大营养元素

脂肪、蛋白质与糖类是人体必需的三大营养成分。人体通过摄取脂肪、蛋白质、糖类来满足生命活动所需要的热量与能量，但是这三种营养成分并不是摄取得越多越好，尤其是高脂血症患者，更应该合理摄取，以保持营养的均衡。

（1）脂肪

脂肪是人体不可缺少的能量来源，是人体结构的重要材料，体内脂肪组织有保护和固定内脏器官的作用，当受到外力冲击时，脂肪起到缓冲的作用，皮下脂肪可以滋润皮肤，并防止体温的过度耗散。维生素A、维生素D、维生素E等的吸收，必须要有脂肪的参与。如果肠道内作为食物的脂肪太少甚至没有，会造成这些维生素吸收障碍，导致维生素缺乏。必需脂肪酸是细胞的重要成分，缺乏时可影响细胞的更新。脂肪中的胆固醇在人体也有不可缺少的功能。脂肪还能改善食物的味道，增加饱腹感，减少食量。

传统观念认为，脂肪摄取越多越好，但是近几年研究发现，脂肪并不是进食得越多越好，尤其是高脂血症患者，更应该控制脂肪的摄取量。过多的脂肪会影响蛋白质及碳水化合物的摄入量，并且脂肪的摄入量与动脉粥样硬化的发生发展有着密切关系。由此看来，高脂血症患者必须控制脂肪的摄入量，一般每日不宜超过每千克体重1克。

（2）蛋白质

蛋白质可分为动物性蛋白质和植物性蛋白质两种。动物性蛋白质是指肉类、蛋类、鱼类或这些食物的加工食品中所含的蛋白质，植物性蛋白质则指豆类等植物及其加工食品中所含的蛋白质。

蛋白质对于人体非常重要，它是人体细胞、各组织的重要组成成分。蛋白质也是人体内酶、激素、抗体的重要原料。如果没有充足的蛋白质，各种酶、激素、抗体不能合成，会导致人体机能及代谢紊乱，如胰岛素就是由蛋白质构成的。通过葡萄糖的异生作用，58%的蛋白质可以转化为糖。但这不是蛋白质的主要功能。

参与蛋白质生物合成的20种氨基酸，大部分人体可以自身合成。但其中有8种必需氨基酸人体不能自身合成，必须从食物蛋白质中获得。这8种氨基酸是赖氨酸、色氨酸、苯丙氨酸、亮氨酸、异亮氨酸、苏氨酸、蛋氨酸、缬氨酸。高血脂患者的饮食，要尽量多吃植物性蛋白质。一般高脂血症患者每日每千克体重应摄入蛋白质1克，但是病情控制不好或消瘦者，可将每日摄入的蛋白质增至1.2～1.5克。如果患者的体重为60千克，那么每日需摄取60克蛋白质或70～90克蛋白质，1/3应该来自优质蛋白，如牛乳、鸡蛋、猪的精瘦肉、各种大豆等。高脂血症患者如果为儿童，那么蛋白质的需要量就应该这样计算：每千克体重为2～3克。妊娠4个月后的高脂血症孕妇患者，每日摄入的蛋白质应比普通高血脂患者增加15～25克。

（3）糖类

糖类是人体主要能源物质，它可分为三类，即单糖、双糖、多糖。

单糖的特点为甜度大，吸收速度快，食后迅速由消化道吸收进入血液，包括葡萄糖、果糖和半乳糖。双糖由一分子的葡萄糖与另一分子的单糖组成，食后也很快进入血液，如蔗糖、麦芽糖等。

高脂血症患者如果进食过多的糖类，除了保证人体生命活动必须的糖类外，剩余过多的糖类就会储存在体内，沉积起来，变为脂肪，使得人体变得肥胖，而肥胖又恰恰是高血脂最忌讳的，很多高脂血症都是由于身体太胖而导致的。因此，高脂血症患者应当严格控制糖分的摄取。

但是食物中还有一种多糖叫食物纤维。研究发现，经常吃含较多食物纤维膳食的高脂血症患者，身体内胆固醇与脂肪的水平低于不食用食物纤维的人，这是因为食物纤维能促进体内胆固醇与脂肪的消化，将胆固醇与脂肪排出体外，从而降低了体内胆固醇与脂肪的沉积量。

食物纤维虽属于多糖，但它不能供给人体热能，却起着其他糖类所不具备的作用。进食含食物纤维较多的食物，需较长时间的咀嚼，可以延缓胃的排空，增加饱腹感，减少食物摄入量；食物纤维可抑制胰岛素的释放，促进胆固醇从体内较快排出；食物纤维的亲水性可使肠道内的粪便软化，便于排空；有的食物纤维如燕麦麸，能降低淀粉酶的活性，从而延缓糖的吸收速度；食物纤维对糖尿病的合并症，如动脉粥样硬化性病变引起的缺血性心脏病、肠功能紊乱、高脂血症、中风等有一定作用。因此，高脂血症患者在饮食过程中应该多选用一些富含食物纤维的食物。

🍵 3.掌握正确的饮食结构

饮食要达到营养均衡的目标，就应当设计合理的饮食结构，科学摄取人体所需的营养物质。针对一般高脂血症患者，有关专家设计出了一套合理的饮食结构，用两句话来概括，表意清楚，言简意赅，分别是"一二三四五"和"红黄绿白黑"。

其中"一"是指每日饮一袋牛奶，内含250毫克钙，补充钙和蛋白质的同时，也减少了高血脂的发病机会；"二"是指每日食用糖类250～350克，即相当于主食300～400克，其中因胖瘦而有少许量的分别，胖人可以少吃一些，瘦人可以多吃一些；"三"是指每日进食3份高蛋白质食品，每份可为瘦肉50克，或鸡蛋1个，或鸡鸭肉100克，或鱼虾100克，或豆腐100克，每日早、中、晚餐各一份；"四"是指"不甜不咸，有粗有细，三四五顿，七八成饱"，即每天可吃三顿、四顿或五顿，每顿可吃七八成饱；"五"是指每日摄取500克蔬菜和水果，一般每日吃400克蔬菜，100克水果。

"红"是指每日可饮红葡萄酒50～100毫升，有助于升高血中高密度脂蛋白，可预防动脉粥样硬化。每日还要进食1～2个西红柿，除去脂降压外，还可使男性前列腺癌的发生率减少45％；"黄"是指胡萝卜、红薯、南瓜、玉米等，每天要适量食用其中一种；"绿"是指饮绿茶水和食用深绿色蔬菜，它们所含的维生素C、茶多酚、茶碱等，有去脂降压等多种功效；"白"是指燕麦片或燕麦粉，每天可适量服用，一般每日用50克水煮5～10分钟，兑入牛奶中合用，可起降血脂的作用；"黑"是指黑木耳或香菇等每天都要食用，每天可用黑木耳10克，或香菇100克，泡发后烹调入菜肴中服用，有助于降低血脂。

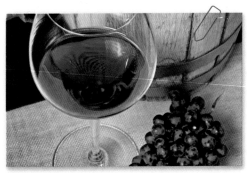

每日可饮红葡萄酒50～100毫升，可预防动脉粥样硬化。

4.避免多余热量的摄入

人们从饮食中获取热量来维持机体的生命活动。但是如果摄入过量的热量，剩余的热量就会储存在人体内，容易引起高血脂，甚至引发中风、心脑血管疾病、动脉粥样硬化等一系列疾病。所以，多余的热量，应该能免则免。

要避免多余的热量，首先要知道自身需要多少的热量，某日应摄入总热量=每日每千克体重需热量×标准体重。不同的体型对于能量的需求不同，不同活动的体力消耗不同，需要的热量补充也相应不同。

体型的判断可根据体重指数计算法来确定：体重指数(BMI)=体重(千克)／身高(米)的平方，对于男性来说，BMI在21（含）至24（含）之间的为适宜体重，小于21的为偏瘦，大于24而小于28（含）的为超重，大于28的为肥胖；对于女性来说，BMI在21（含）至23（含）之间的为适宜体重，小于20的为偏瘦，大于23而小于27（含）的为超重，大于27的为肥胖。

一般来说，诸如办公室工作、下棋、打牌等娱乐活动属轻体力活动，周末大扫除、游泳、跳舞等娱乐活动属于中等体力活动，从事搬运、装卸工作和半个小时以上的较激烈的球类运动等属于重体力活动。知道自己的体重类型和具体某一日所进行的活动强度类型后，就可以知道自己该天每千克体重需要多

少热量了，一般来说，对于超重或肥胖者，每千克体重所需热量为：卧床者15千卡，轻体力活动者20～25千卡，中等体力活动者30千卡，重体力活动者35千卡；对于正常者，每千克体重所需热量为：卧床者15～20千卡，轻体力活动者230千卡，中等体力活动者35千卡，重体力活动者40千卡；对于消瘦者，每千克所需热量为：卧床者20～25千卡，轻体力活动者35千卡，中等体力活动者40千卡，重体力活动者15～50千卡。

另外，避免多余的热量，还可注意一些技巧，如在制作食物时，宜采用清蒸、煮、拌的烹饪方法，而不是煎、炸、烤，如鸡腿煮熟后可凉拌而不是油炸。尽量不加沙拉酱等调味料，如直接食用苹果，而不是加沙拉酱或蛋黄酱制成沙拉食用。用鲜榨果蔬汁代替可乐、橙汁等甜味饮料。用水果作为甜点或加餐，而不是食用糖、蛋糕等甜食。

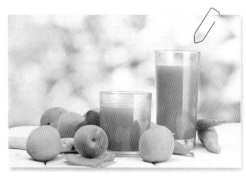

要避免多余热量的摄入，可用鲜榨果蔬汁代替可乐、橙汁等甜味饮料。

🍜 5.在外就餐注意事项 ·············○

在外就餐要选择合适的食物，搭配合理的饮食结构，从而避免血脂上升。防治高血脂最好的方式就是自己烹煮食物。但是由于工作繁忙，经常需要在外面就餐，这就需要对于各种食物的热量与胆固醇有个明确的量的概念，聪明地选择热量与胆固醇相对较低的食物。

在外就餐，最容易发生的现象就是长期选择单一的食物，比如有人就图方便，在饭馆点汤面、炒饭、挂面等单一的食物，这样对于身体的健康很不利。由于人体需要的营养成分是多种多样的，而单一的谷物或者面食并不能够提供各种营养成分，不但导致身体所需的蛋白质、维生素不足，而且还会摄入过多的脂肪，很容易产生肥胖。所以在外加餐，一定要点上几个蔬菜来补充维生素，饭后也应该吃水果、喝牛奶来补充蛋白质等营养成分，达到营养均衡。

由于菜式味道重会比较香，所以很多餐馆都会选择做辛辣刺激的浓重口味菜式，但是辛辣刺激的食物不仅损害肠胃，而且很容易对于体内新陈代谢也起到阻碍作用，所以高脂血症患者在外出就餐时尽量选取口味较清淡的餐厅，点清淡健康的菜式，尽量选择蒸煮的菜肴，避免油炸和油煎的菜肴。可多选用鸡、鱼、面等低胆固醇食物；多吃五谷根茎类的食物；加强蔬菜、水果类的摄取。少用胆固醇含量过高的动物内脏；避免过量摄取肉类，吃瘦肉而避免吃肥肉。

为了使食物看起来更加漂亮光泽，饭馆一般会采取动物油来炒菜，但是动物油中含有大量的不饱和脂肪酸，对控制血脂极为不利，所以应当尽量选择用植物油烹制的菜肴。动物的肝脏中含有大量胆固醇，常食用对病情很不利，甚至会加重病情，所以要尽量少吃动物肝脏。

有时候在外吃饭，亲朋好友相聚，免不了喝酒助兴，而高血脂患者最好要控制住场面，能不喝酒就尽量不要喝酒，因为喝酒会使病情恶化。

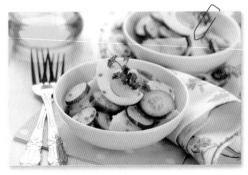

在外用餐，要注意补充一些维生素，当然，也要注意蛋白质的摄入。

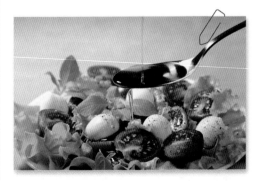

外食是要注意菜式所用的油，最好选择选择用植物油烹制的菜肴。

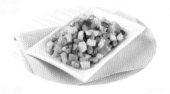

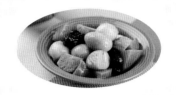

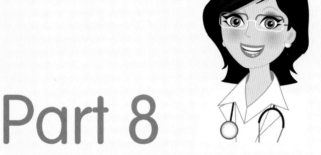

Part 8

会说话的特效降脂食谱

饮食对于防治高血脂有着至关重要的作用，所以应适当地调节饮食结构，采用合理的饮食方法来降低对胆固醇与脂肪的过多摄取，从而降低人体内的血脂，达到防治高脂血症的目的。大部分水果与蔬菜中富含的维生素与纤维素，可降低血液中胆固醇含量，预防高血脂疾病的发生。这里推荐了能降脂的特效食谱，以供读者参考应用。

牛肉

降低血脂，预防动脉硬化

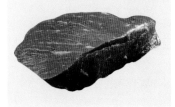

牛瘦肉中的锌元素能减少胆固醇在人体内的蓄积，降低血脂，预防动脉硬化。牛瘦肉富含优质蛋白质，氨基酸组成比猪肉更接近人体需要，有利于降低高血压发病率，预防高脂血症并发高血压病。

牛肉中含有的钾对心脑血管系统、泌尿系统疾病有着防治作用可预防高血脂引起的心脑血管疾病。

牛肉不宜多吃，最好一周一次，对于过敏、湿疹、肾炎、痔疮者，则应忌食。

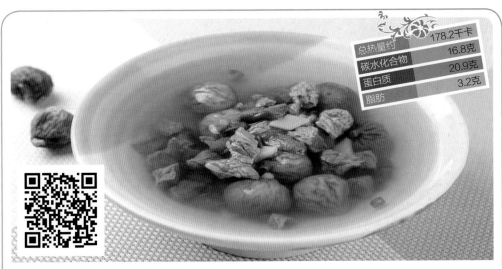

总热量约	178.2千卡
碳水化合物	16.8克
蛋白质	20.9克
脂肪	3.2克

特别推荐　无花果牛肉汤　▶ 净化肠道、排出毒素

材料 无花果20克，牛肉100克，姜片、枸杞、葱花各少许，盐2克，鸡粉2克

做法 ①将洗净的牛肉切成丁装入碟中。
②汤锅中注水烧开，倒入牛肉，搅匀煮沸，捞去浮沫，倒入无花果，放入姜片拌匀，加盖用小火煮40分钟至食材熟透。放盐、鸡粉，用勺搅匀，盛出撒上葱花即可。

兔肉

降低胆固醇、防止动脉硬化

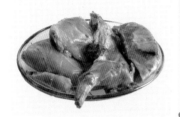

兔肉所含卵磷脂，可使多余胆固醇排出体外，有保护血管壁、防止动脉硬化和血栓形成，清除血管壁沉积物，降低血压和血脂的作用，还能提高记忆力，防止脑功能衰退，非常适合肥胖型高血压、高血脂患者食用，能预防高血压、高血脂患者发生动脉粥样硬化、脑血管意外等。

兔肉不宜加生姜、芥末等调味料烹调。兔肉性凉，寒冬、初春时不宜多食，建议夏秋季节多食用，而且阳气不足、四肢冰凉、怕冷的人不宜常食。

在切兔肉时也应注意，应顺着纤维纹路切，因其肉质细嫩，这样加热后，才能保持菜肴的形态。

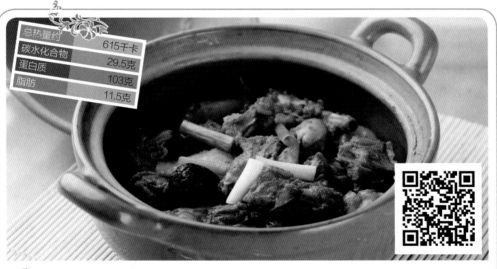

总热量约	615千卡
碳水化合物	29.5克
蛋白质	103克
脂肪	11.5克

特别推荐 **兔肉萝卜煲** ▶ 降低脂肪和胆固醇、增强免疫力

材料 兔肉500克，白萝卜500克，香叶、八角、草果、姜片、葱段各少许，料酒10毫升，生抽10毫升，盐2克

做法 ①白萝卜去皮洗净，切小块，入开水锅中煮沸，捞出沥干。
②用油起锅，放入姜片、葱段爆香，倒入兔肉翻炒，放入香叶、八角、草果、料酒、生抽，略炒片刻。加入适量清水煮沸，倒入白萝卜炒匀；加盖，小火焖15分钟；转到砂锅中大火加热，煮好后放入葱段即可。

鸡肉

抑制血管紧张素转化酶活性，降压降脂

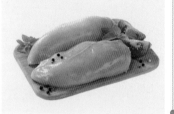

鸡肉所含磷脂可乳化血液中的脂肪和胆固醇，使其排出体外，有助于降低血液中胆固醇含量，降低血脂，预防动脉硬化。

鸡肉中含有的胶原蛋白，有助于抑制血管紧张素转化酶活性，减少血管紧张素Ⅱ的生成，可使血管舒张，容血量减少，血压下降。鸡肉中含有的不饱和脂肪酸（油酸和亚油酸），能够降低对人体健康不利的低密度脂蛋白胆固醇，对预防高血压、高血脂也有很好的效果。

痛风患者不宜喝鸡汤，会加重病情；因鸡肉含有丰富的蛋白质，会加重肾脏的负担，所以尿毒症患者禁食鸡肉。

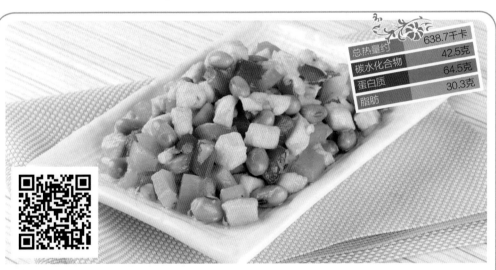

总热量约	638.7千卡
碳水化合物	42.5克
蛋白质	64.5克
脂肪	30.3克

特别推荐 五彩鸡肉粒

▶ 增强免疫力、降低血脂

材料 鸡胸肉150克，彩椒80克，青豆100克，姜片、蒜末、葱段各少许，盐5克，鸡粉3克，料酒3毫升，水淀粉、食用油各适量

做法 ①彩椒洗净切丁，青豆洗净，一起焯水，捞出备用；鸡胸肉洗净切丁，放盐、鸡粉、水淀粉抓匀，加食用油腌渍至入味。
②用油起锅，放入姜片、蒜末、葱段爆香，倒入鸡肉丁，翻炒至转色，倒入青豆和彩椒，加盐、鸡粉、料酒炒匀，水淀粉勾芡装盘即可。

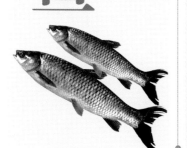

草鱼

降压降脂、滋补
开胃、抗衰养颜

草鱼中饱和脂肪含量较低，主要为不饱和脂肪酸，可以有助于减少肝脏、小肠等合成胆固醇的原料，抑制内源性胆固醇的生成，降低血脂，此外还对血液循环有利，可有效降低血压。

在选购时不宜选择眼球凸出，眼角膜起皱或眼内有瘀血的草鱼，一定要选要新鲜草鱼。在烹调的时候要注意火候不能太大，以免把鱼肉煮散，而且烹调的时间不能太长，用低温油炒至鱼肉变白即可。

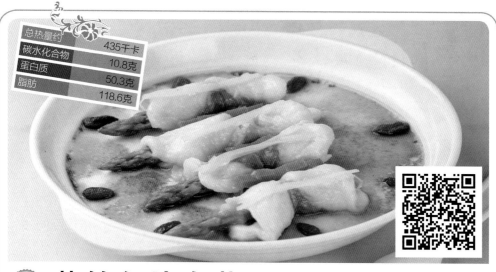

总热量约	435千卡
碳水化合物	10.8克
蛋白质	50.3克
脂肪	118.6克

特别推荐 **芦笋鱼片卷蒸滑蛋** ▶ 利尿消炎、降低胆固醇

材料 草鱼肉200克，鸡蛋120克，芦笋80克，胡萝卜50克，枸杞、姜丝各少许，盐、鸡粉各3克，胡椒粉、生粉、豉油、水淀粉、芝麻油、油各适量

做法 ①胡萝卜、芦笋分别洗净，焯水半分钟后捞出；草鱼片加盐、鸡粉、水淀粉、油拌匀腌渍。
②鸡蛋加盐、鸡粉、清水、胡椒粉、芝麻油拌匀制成蛋液，静置一会儿后入锅蒸至八成熟，取出备用。
③鱼片滚上生粉，放芦笋卷好制成生胚放在蒸蛋上，放上枸杞、胡萝卜、姜丝入锅蒸熟取出，浇蒸鱼豉油即成。

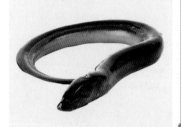

降低胆固醇、
预防并发症

鳝鱼

鳝鱼中含有的卵磷脂能够软化血管中多余的胆固醇和中性脂肪，并促进其排出体外，可改善和预防高血压、高血脂；它对血糖也有一定调节作用，加之所含脂肪极少，因而是高血压病、高脂血症、糖尿病患者的理想食品。

鳝鱼含有较多的维生素A，可以增进视力，能够防治夜盲症和视力减退，对高血脂并发糖尿病所引起的眼部疾病有较好的食疗作用。

鳝鱼死后容易生了有毒物质，人吃了之后会中毒，轻则头晕、头痛、心慌、胸闷，重则会出现低血压等不适因此，应购买活鳝鱼宰杀后再烹饪。

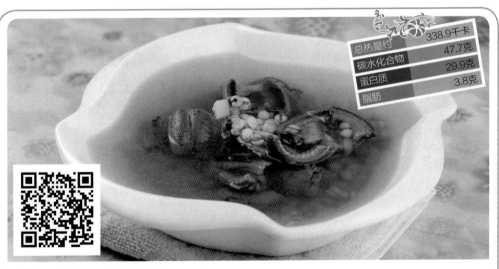

总热量约	338.9千卡
碳水化合物	47.7克
蛋白质	29.9克
脂肪	3.8克

特别推荐 **薏米鳝鱼汤**　▶ 降低甘油三酯、预防糖尿病

 材料 鳝鱼120克，水发薏米65克，姜片少许，盐3克，鸡粉3克，料酒3毫升

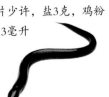

做法 ①将鳝鱼治净切成小块装入碗中，加少许盐、鸡粉、料酒，抓匀，腌渍10分钟至入味。
②汤锅中注水烧开，放入薏米搅匀，加盖烧开后用小火煮20分钟，至薏米熟软，放入鳝鱼，搅匀，再加入少许姜片，加盖用小火续煮15分钟，至食材熟烂。
③放盐、鸡粉拌匀调味，盛出装碗即可。

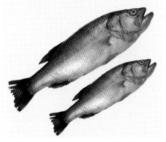

鲈鱼

抑制钠盐对血压的影响，降压降脂

鲈鱼所含维生素和矿物质可降低血脂和胆固醇，其所含蛋白质中有丰富的蛋氨基酸和牛磺酸，都是含硫氨基酸，能影响血压的调节机制，使尿钠排出量增加，从而抑制钠盐对血压的影响，降低高血压的发病率。

鲈鱼鱼油具有明显的调节血脂功能，能够预防动脉硬化，量摄取富含ω-3的鱼油可对高血脂并发对心血管疾病有积极的预防作用。因此，老年人多吃鲈鱼，可减少痴呆症的发生。用手指按一下鱼身，富有弹性就表示鱼体较新鲜。

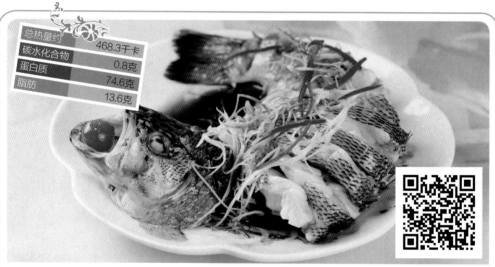

总热量约	468.3千卡
碳水化合物	0.8克
蛋白质	74.6克
脂肪	13.6克

特别推荐 清蒸开屏鲈鱼 ▶ 降低胆固醇、抗衰养颜

材料 鲈鱼500克，姜丝、葱丝、彩椒丝各少许，盐2克，鸡粉2克，胡椒粉少许，料酒8毫升

做法 ①将宰杀好的鲈鱼切去背鳍，切下鱼头，鱼背部切一字刀，切相连的块状。把鲈鱼装入碗中，放盐、鸡粉、胡椒粉。淋入适量料酒，抓匀，腌渍10分钟。
②把腌渍好的鲈鱼放入盘中，摆放成孔雀开屏造型。放入烧开的蒸锅。加盖，大火蒸7分钟。
③把蒸好的开屏鲈鱼取出，撒上姜丝、葱丝，再放上彩椒丝。浇上少许热油，由盘底加入蒸鱼豉油即可。

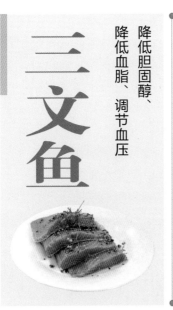

降低血脂、调节血压
降低胆固醇、

三文鱼

三文鱼中还含有丰富的不饱和脂肪酸，能有效提升高密度脂蛋白胆固醇、降低血脂和低密度脂蛋白胆固醇，防治冠心病等心血管疾病。

三文鱼中还含有一种叫做虾青素的物质，是一种非常强力的抗氧化剂，有增强脑功能、防止老年痴呆和预防视力减退的功效，尤其适合心血管疾病患者和脑力劳动者。

切勿把三文鱼烧得过烂，只需把鱼做成八成熟，这样既保存三文鱼的鲜嫩，也可祛除鱼腥味。孕妇忌食生三文鱼，过敏体质、痛风患者也不宜食用。

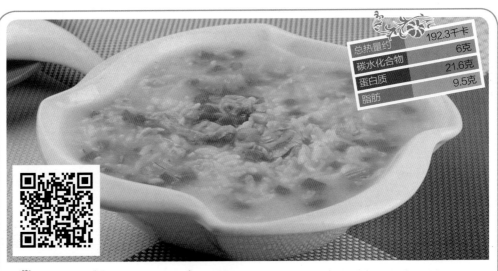

总热量约	192.3千卡
碳水化合物	6克
蛋白质	21.6克
脂肪	9.5克

特别推荐　蔬菜三文鱼粥　▶ 增强脑功能、防治老年痴呆

材料　三文鱼120克，胡萝卜50克，芹菜20克，盐3克，鸡粉3克，水淀粉3克，食用油适量

做法　①洗净食材，芹菜、去皮胡萝卜切成粒。三文鱼切片装碗，放盐、鸡粉、水淀粉腌渍至入味。②砂锅注水烧开，倒入水发大米，慢火煲30分钟至大米熟透，倒入切好的胡萝卜粒，加盖慢火煮5分钟至食材熟烂，再加入三文鱼、芹菜，拌匀煮沸。加适量盐、鸡粉拌匀调味即可。

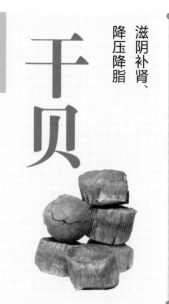

干贝

滋阴补肾、降压降脂

现代研究表明，干贝含一种具有降低血清胆固醇作用的代尔太7～胆固醇和24～亚甲基胆固醇，它们兼有抑制胆固醇在肝脏合成和加速排泄胆固醇的独特作用，从而使体内胆固醇下降，达到降血压和降低血脂的功效。

干贝含有大量丰富多样的氨基酸，及各种各样的矿物质，如钙和锌。常食有助于降血压、降胆固醇、软化血管、补益健身，预防高血压、冠心病、防止动脉硬化等。

干贝不可过量食用，因为会影响肠胃的运动消化功能，导致食物积滞，难以消化吸收。

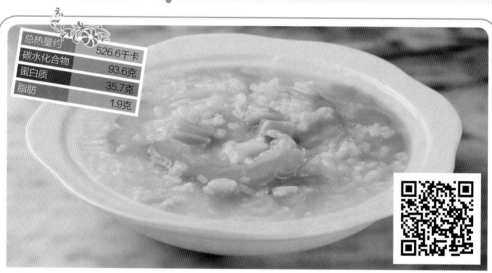

总热量约	526.6千卡
碳水化合物	93.6克
蛋白质	35.7克
脂肪	1.9克

特别推荐 干贝苦瓜粥

▶ 清热消炎、减肥瘦身

材料 水发大米120克，苦瓜100克，干贝35克，姜片少许，盐2克，芝麻油少许

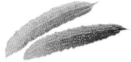

做法 ①苦瓜去瓤切片；砂锅注水烧开，倒入干贝，再放入大米拌匀，撒入姜片，略微搅拌，加盖煮沸后用小火煮约30分钟，至米粒变软，倒入苦瓜片，搅拌匀，用小火续煮约5分钟，至全部食材熟透。
②加入少许盐，淋入适量芝麻油，拌煮片刻，至粥入味装入汤碗中即成。

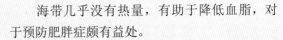

海带

扩张外周血管，降低血压、降低血脂

海带几乎没有热量，有助于降低血脂，对于预防肥胖症颇有益处。

海带中钙的含量极为丰富，钙可降低人体对胆固醇的吸收，并能降低血压。海带还含有丰富的钾，钾有平衡钠摄入过多的作用，并有扩张外周血管的作用。

海带中还含有海带多糖，能够保护胰岛细胞，增加糖尿病患者的糖耐量，降血糖作用明显，而且还可降低血清总胆固醇和甘油三酯含量，对防治血脂异常导致糖尿病大血管病变有很好的预防作用。

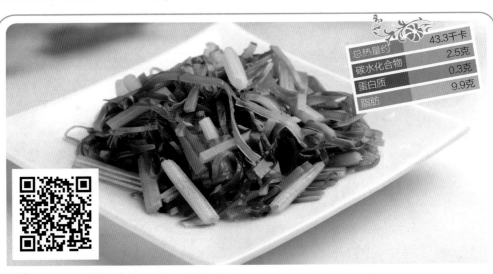

总热量约	43.3千卡
碳水化合物	2.5克
蛋白质	0.3克
脂肪	9.9克

特别推荐 芹菜拌海带丝

▶ 降压降脂、预防糖尿病

 材料 水发海带100克，芹菜梗85克，胡萝卜35克，盐3克，芝麻油5毫升，凉拌醋10毫升，食用油少许

做法 ①将洗好的芹菜梗切段；洗净去皮的胡萝卜切丝；洗好的海带切方块，再切成粗丝。

②锅中加水烧开，放盐、食用油，分别倒入海带丝、胡萝卜丝、芹菜梗，煮至全部食材断生，捞出沥干。

③把焯煮过的食材装碗，加盐、凉拌醋、芝麻油搅拌至食材入味，取一个干净的盘子，盛盘即可。

红薯

降低血脂、抗癌

阻止糖分转化为脂肪、

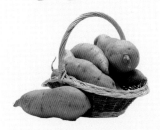

红薯能预防心血管系统的脂质沉积及动脉粥样硬化，促使皮下脂肪减少，避免出现过度肥胖，是有效的降血脂保健食品。

红薯中富含的膳食纤维，可减缓消化速度，加速排泄胆固醇，所以可让血液中的血糖和胆固醇控制在最理想的水平，还能够阻止糖分转化为脂肪，因此是很理想的减肥食品。

表面有斑点或有发芽的红薯有毒，不能食用。食用红薯一定要蒸熟煮透。红薯不可过量食用，因为红薯里含糖量高，吃多了可产生大量胃酸，使人感到"烧心"。

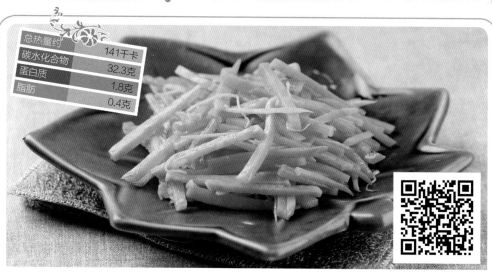

总热量约	141千卡
碳水化合物	32.3克
蛋白质	1.8克
脂肪	0.4克

特别推荐 **姜丝红薯**

▶ 增强免疫力、调节血脂

材料 红薯130克，生姜30克，盐2克，鸡粉2克，水淀粉、食用油各适量

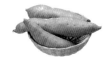

做法 ①将洗净去皮的红薯、生姜切丝。
②锅中注水烧开，放入红薯，搅一会儿，煮1分钟，至其断生，捞出沥干水分，装入碗中。
③用油起锅，放入姜丝炒香，倒入红薯，翻炒片刻。加入适量盐、鸡粉，翻炒匀至红薯入味，再倒入少许水淀粉，快速翻炒匀盛出装盘即可。

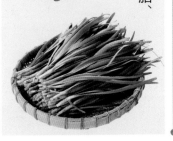

韭菜

降低胆固醇、降低血脂、提高免疫力

　　韭菜中所含有的挥发油及硫化物具有高效的降低血脂、防止动脉硬化的功效。

　　韭菜中含有的大量的膳食纤维，能够减少肠道对脂肪的吸收，促进脂肪分解排出，从而有效预防高脂血症。

　　中医研究表明，韭菜能温肾助阳、益脾健胃、行气理血，多吃韭菜，可养肝，增强脾胃之气；可增强机体免疫力，提高高血脂、高血压患者的抗病能力。

　　韭菜不可加热时间过久，也不可生食；隔夜的熟韭菜不宜再吃。

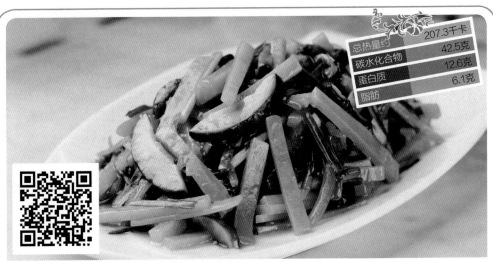

总热量约	207.3千卡
碳水化合物	42.5克
蛋白质	12.6克
脂肪	6.1克

特别推荐 南瓜香菇炒韭菜 ▶ 促进肠道蠕动、降低胆固醇

 材料 南瓜200克，韭菜90克，水发香菇45克，盐2克，鸡粉少许，料酒4毫升，水淀粉、食用油各适量

做法 ①洗净食材，韭菜切段；香菇切粗丝，南瓜去皮切丝，香菇丝、南瓜入沸水中焯至断生，捞出沥干。
②用油起锅，倒入韭菜段炒匀，再倒入南瓜、香菇，淋入适量料酒，炒匀。
③加盐、鸡粉炒匀，倒入少许水淀粉，快速翻炒至食材熟软、入味装入盘中即成。

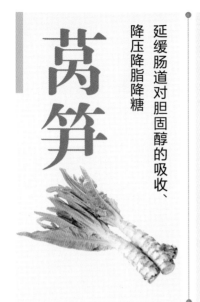

莴笋

延缓肠道对胆固醇的吸收、降压降脂降糖

莴笋的脂肪含量很低，所以食用莴笋能够避免摄入大量的脂肪。莴笋中含有大量的膳食纤维和维生素，能够促进肠胃蠕动，延缓肠道对脂肪和胆固醇的吸收，是高脂血症患者的理想食物。

莴笋还能改善消化系统和肝脏功能，有助于抵御风湿性疾病。

莴笋含钾量较高，常吃莴笋有利于体内的水电解质平衡，可预防高血脂诱发高血压的发生。

莴笋含有草酸和嘌呤碱，痛风及泌尿系结石患者食之易加重病情，故不宜食用。

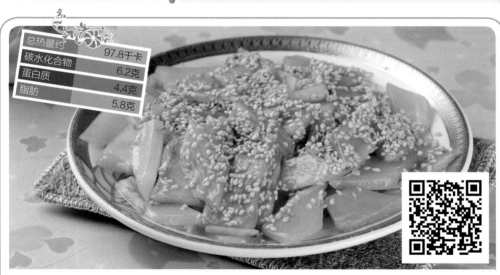

总热量约	97.8千卡
碳水化合物	6.2克
蛋白质	4.4克
脂肪	5.8克

（特别推荐）**芝麻莴笋**　　　▶ 润肠通便、降脂减肥

材料 莴笋200克，白芝麻10克，蒜末、葱白各少许，盐3克，鸡粉4克，蚝油5克，水淀粉、食用油各适量

做法 ①将去皮洗净的莴笋切片，入沸水中焯水后捞出备用。

②烧热炒锅，放白芝麻，小火炒出香味盛出装碗。

③用油起锅，放蒜末、葱白，爆香，倒入莴笋拌炒，加盐、鸡粉、蚝油，炒匀，倒入适量水淀粉快速拌炒均匀。盛出装盘，撒上白芝麻即可。

洋葱

扩张血管，降低血液黏稠度、降低血脂

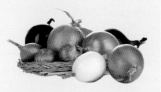

洋葱几乎不含脂肪，富含三烯丙基二硫化物及硫氨基酸，有良好的降血脂作用。

高脂血症患者经常吃洋葱，体内的胆固醇、甘油三酯和脂蛋白水平均会明显下降；还能防止血脂代谢紊乱，长期稳定血压，改善血管硬化。

洋葱不可过量食用，因为它易产生挥发性气体，过量食用会产生胀气和排气过多。皮肤瘙痒性疾病、眼疾、胃病、肺胃发炎者应少吃。

洋葱也不宜煮得太久，否则其中的许多有效成分会被破坏，炒、凉拌是最好的吃法。

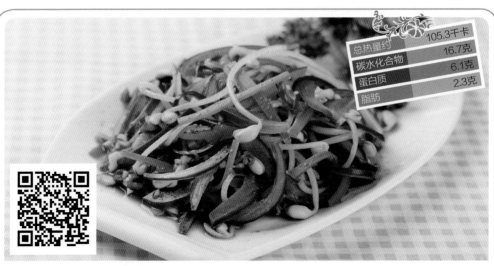

总热量约	105.3千卡
碳水化合物	16.7克
蛋白质	6.1克
脂肪	2.3克

豆芽拌洋葱

（特别推荐）

▶ 扩张血管、增加冠脉血流

材料 黄豆芽100克，洋葱90克，胡萝卜40克，蒜末、葱花各少许，盐2克，鸡粉2克，生抽4毫升，陈醋3毫升，辣椒油、芝麻油各适量

做法 ①将洗净的洋葱、去皮胡萝卜切丝。
②锅中注水烧开，放入黄豆芽、胡萝卜搅匀，煮1分钟，至其断生，再放入洋葱，煮半分钟后都捞出，装入碗中。
③碗中放入少许蒜末、葱花、生抽、盐、鸡粉、陈醋、辣椒油，再淋入少许芝麻油拌匀即可。

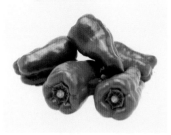

青椒

促进脂肪代谢、降低血液黏度

青椒中的有效成分辣椒素是一种抗氧化物质，能够促进脂肪的新陈代谢，防止体内脂肪积存，有利于降脂减肥防病，同时它还可阻止有关细胞的新陈代谢，从而终止细胞组织的癌变过程，降低癌症细胞的发生率。

青椒含有的硒还能够防止脂肪等物质在血管壁上沉积，有助于降低血液黏稠度，有抗粥样硬化作用。

食用过量会刺激消化道黏膜，诱发胃痛、腹痛、腹泻，所以食管炎、胃肠炎、胃溃疡、痔疮患者应少吃或忌食，而有眼疾，火热病症或阴虚火旺者应慎食。

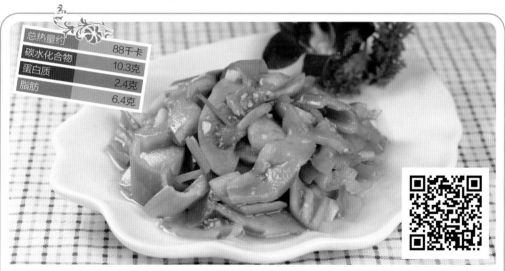

总热量约	88千卡
碳水化合物	10.3克
蛋白质	2.4克
脂肪	6.4克

特别推荐 青椒炒茄子

▶ 增强免疫力、保护心血管系统

材料 青椒50克，茄子150克，姜片、蒜末、葱段各少许，盐2克，鸡粉2克，生抽、水淀粉、食用油各适量

做法 ①洗净食材，茄子去皮切片，青椒切小块。锅中注水烧开，加入少许食用油，放入茄子，搅匀煮沸。倒入青椒，煮片刻至断生后都捞出。
②用油起锅，放入姜片、蒜末、葱段爆香，倒入青椒和茄子翻炒匀。加入适量鸡粉、盐、生抽炒匀，倒入适量水淀粉快速拌炒均匀装入盘中即成。

茄子

降低胆固醇、软化微细血管、降低血脂

茄子富含维生素P，能降低血液中胆固醇含量，软化微细血管，预防动脉硬化、保护心脏，对高血压、动脉硬化和坏血症有一定的防治作用。

茄子是心血管疾病患者的食疗佳品，还含有丰富的维生素E，这是被称为抗不育的维生素，因此，常食茄子对不孕症、习惯性流产患者具有食疗作用。

茄子的表皮覆盖着一层蜡质，具有保护茄子的作用，一旦蜡质层被冲刷掉，就容易受微生物侵害而腐烂变质。

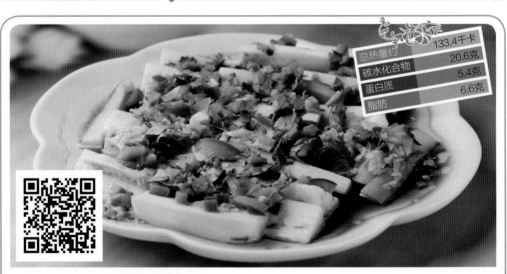

总热量约	133.4千卡
碳水化合物	20.6克
蛋白质	5.4克
脂肪	6.6克

特别推荐 蒜泥蒸茄子 ▶ 消炎杀菌、保护心血管、延缓衰老

材料 茄子300克，彩椒40克，蒜末45克，香菜、葱花各少许，生抽5毫升，陈醋5毫升，鸡粉2克，盐2克，芝麻油2毫升，食用油适量

做法 ①洗好的彩椒切成粒；洗净的茄子去皮，对半切开，切上网格花刀，装入盘中，摆放整齐。
②把蒜末、葱花放碗中，加生抽、陈醋、鸡粉、盐、芝麻油拌匀，制成味汁，浇在茄子上，放上彩椒粒。
③把加工好的茄子放入烧开的蒸锅中，盖上盖，用大火蒸10分钟至熟透，取出撒上葱花，浇上少许热油，放上香菜点缀即可。

西蓝花

降低胆固醇水平、降低血脂、调节血压

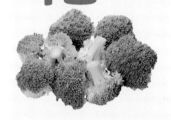

西蓝花中所含的植物固醇，其结构与胆固醇相似，能够在肠道中与胆固醇竞争吸收途径，可有效降低血胆固醇水平，降低血脂、调节血压。

西蓝花还含有大量的膳食纤维，也有利于脂肪代谢，可预防高脂血症。

清洗西蓝花时，应将其放盐水里浸泡几分钟，可去除残留农药，让菜虫出来后再烹饪。

烹调西蓝花时应在起锅前加盐，以减少水溶性营养物质随着汤汁流出。不能过度烹饪，比如把西兰花炒得泛黄，这样会让蔬菜带有强烈的硫磺味并且损失维生素C等重要营养成分。

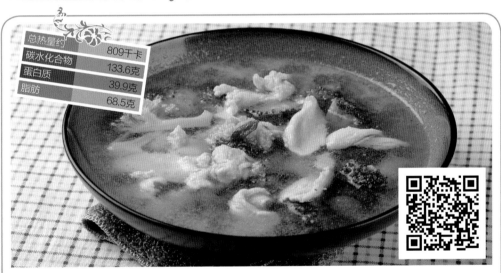

总热量约	809千卡
碳水化合物	133.6克
蛋白质	39.9克
脂肪	68.5克

特别推荐 西蓝花鸡片汤 ▶ 营养均衡、避免过多脂肪摄入

材料 西蓝花200克，鸡胸肉190克，姜片、枸杞各少许，盐、鸡粉、水淀粉、食用油各适量

做法 ①西蓝花切小块；洗净的鸡胸肉切片装碗，放盐、鸡粉、水淀粉抓匀，倒入适量食用油腌渍入味。
②锅中注水烧开，放油、盐、鸡粉，倒入西蓝花，放入姜片，搅匀，加盖煮约2分钟，倒入腌渍好的鸡肉片煮至沸。放入洗净的枸杞，把锅中食材搅匀，捞去浮沫，略煮片刻盛出即可。

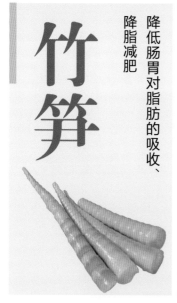

竹笋

降脂减肥

降低肠胃对脂肪的吸收、

竹笋具有低脂肪、低糖、多纤维的特点，肥胖的人经常吃竹笋，每餐进食的油脂就会被其吸附，降低肠胃黏膜对于脂肪的吸收与积蓄，达到减肥的目的同时还能够预防消化道肿瘤，是高脂血症患者中肥胖者减肥的佳品。

竹笋具有降血糖、降血压、降血脂的作用，其富含的植物纤维，可降低体内多余脂肪，有利于消脂减肥。

选购竹笋时，其节与节之间的距离要近，距离越近的竹笋越嫩，外壳色泽鲜黄或淡黄略带粉红，笋壳完整且饱满光洁为佳，竹笋在食用前应该先用开水焯一下，祛除笋中的草酸。

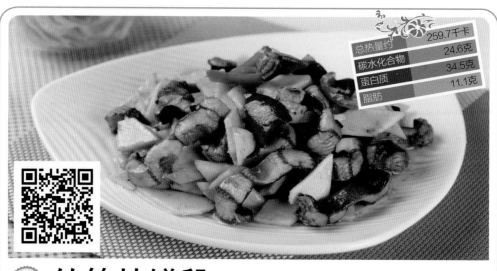

总热量约	259.7千卡
碳水化合物	24.6克
蛋白质	34.5克
脂肪	11.1克

特别推荐 竹笋炒鳝段

▶ 降低胆固醇、保护心脑血管

材料 鳝鱼肉130克，竹笋150克，青椒、红椒各30克，姜片、蒜末、葱段各少许，盐3克，鸡粉2克，料酒5毫升，水淀粉、食用油各适量

做法 ①竹笋切片，焯水备用；青椒、红椒切小块；鳝鱼洗净，加盐、鸡粉、料酒、水淀粉拌匀腌渍约10分钟，入沸水中汆水，捞出沥干备用。
②用油起锅，放姜片、蒜末、葱段爆香，倒入青椒、红椒炒匀，放竹笋、鳝鱼，淋料酒炒匀。加鸡粉、盐炒匀，水淀粉勾兑至熟透入味即成。

魔芋

降压降脂

加速脂肪、盐的排出，

魔芋的主要成分是一种名叫葡甘露聚糖的可溶性膳食纤维，葡甘露聚糖吸水后能膨胀至原体积的30～100倍，食后有饱足感，有利于减少脂肪和热量的摄入，是良好的降脂减肥食物。

魔芋大量吸水后，还能增加肠道内容物的体积，刺激胃肠蠕动、加速排便，还加速体内过量的脂肪、盐的排出体外，起到降压作用。

生魔芋有毒，须煎煮3小时以上才能食用，且每次不宜过量，否则会引起腹胀。

魔芋凝胶很有嚼头，但不宜用很重的调味料来增加它的风味。

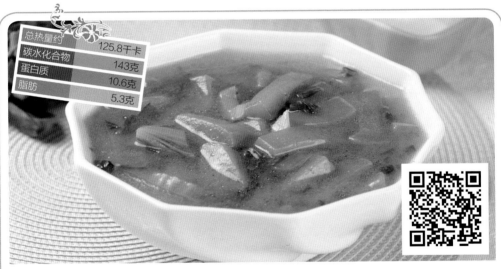

总热量约	125.8千卡
碳水化合物	143克
蛋白质	10.6克
脂肪	5.3克

特别推荐 芥菜魔芋汤 ▶ 减少脂肪摄入、调节血糖

材料 芥菜130克，魔芋180克，姜片少许，盐2克，鸡粉2克，料酒、食用油各适量

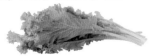

做法 ①洗净的魔芋、芥菜切小块。
②锅中注水烧开，放盐，倒入魔芋搅匀，煮沸捞出装盘。
③用油起锅，放入姜片，爆香，倒入芥菜，炒匀，淋入料酒炒香，加适量清水，倒入魔芋，搅拌匀，放入适量鸡粉、盐，炒匀调味，加盖烧开后煮2分钟至熟装入碗中即可。

猴头菇

降低甘油三酯、促进血液循环、降压降脂

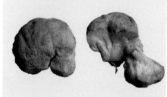

猴头菇含不饱和脂肪酸，能降低血胆固醇和甘油三酯含量，调节血脂，利于血液循环，降低血压，是心血管疾病患者的理想食品。

又因为猴头菇有增进食欲，增强胃黏膜屏障机能，提高淋巴细胞转化率，提升白细胞等作用，可以提高人体对疾病的免疫能力，在抗癌药物中，猴头菇对皮肤、肌肉癌肿作用明显。

食用猴头菇要经过洗涤、涨发、漂洗和烹制4个阶段，直至软烂如豆腐时营养成分才完全析出。霉烂变质的猴头菇不可食用，腹泻病人应少食，有皮肤病（含过敏者）也应少食。

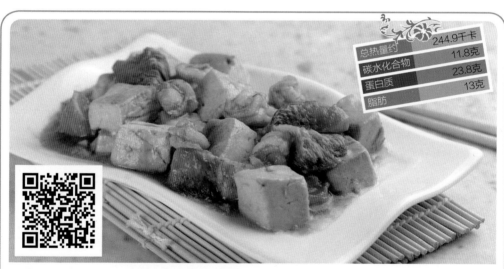

总热量约	244.9千卡
碳水化合物	11.8克
蛋白质	23.8克
脂肪	13克

特别推荐 猴头菇鲜虾烧豆腐　▶ 健脑益智、助消化

材料 水发猴头菇70克，豆腐200克，虾仁60克，盐2克，蚝油8克，生抽5毫升，料酒5毫升，水淀粉7毫升，芝麻油2毫升，鸡粉、食用油各适量

做法 ①豆腐、猴头菇切小块，焯水后捞出备用；虾仁去虾线后加料酒、盐、鸡粉、水淀粉拌匀，再淋入芝麻油拌匀腌渍10分钟。
②用油起锅，放虾仁炒松散，倒入猴头菇和豆腐，淋料酒、生抽炒匀，加适量清水煮沸，放入蚝油翻炒片刻，加盐炒至食材入味后，加水淀粉快速炒匀即可。

黑木耳

防止胆固醇沉积、降低血脂、调节血压

黑木耳富含的卵磷脂可使体内脂肪呈液体状态，有利于脂肪在体内完全消耗，降低血脂，并防止胆固醇在体内沉积，起到降低血脂、调节血压的作用。

黑木耳中所含的多糖成分具有调节血糖、降低血糖的功效，而且黑木耳含有丰富的钾，对高血脂合并糖尿病患者有很好的食疗作用。

需要注意的是，黑木耳需要经过高温烹煮，这样才能提高膳食纤维及黑木耳多醣的溶解度，更有助于吸收利用，所以黑木耳一定要煮熟，不要泡水发起后就直接食用。

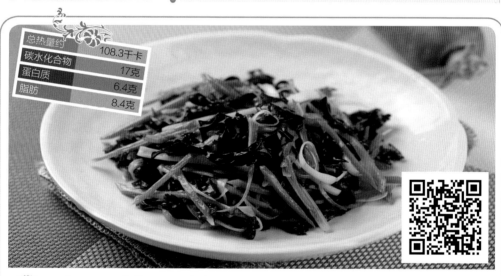

总热量约	108.3千卡
碳水化合物	17克
蛋白质	6.4克
脂肪	8.4克

木耳炒双丝

（特别推荐）

▶ 低脂低热量、降低胆固醇

材料 水发黑木耳150克，红椒15克，姜片、蒜末、葱白各少许，豆瓣酱10克，盐3克，鸡粉2克，料酒5毫升，水淀粉10毫升，食用油适量

做法 ①把洗净的黑木耳、红椒切成丝。
②锅中注水烧开，放食用油，倒入木耳丝煮约1分钟，去除杂质捞出沥干。
③用油起锅，倒入蒜末、姜片、葱白、红椒爆香，再放入木耳丝，翻炒匀，加入料酒、盐、鸡粉、豆瓣酱，翻炒食材至入味，倒入少许水淀粉炒匀即可。

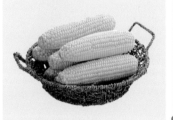

玉米

降脂、减肥

降低血清胆固醇、

玉米中含有的粗纤维、钙、镁、硒等矿物质以及磷卵脂、亚油酸等，都是对降低血清胆固醇有一定作用的营养素，可有效降低胆固醇、甘油三酯，预防高血压和冠心病，减轻动脉硬化和脑功能衰退症状。

玉米中含有丰富的不饱和脂肪酸和玉米胚芽中的维生素E协同作用，可降低血液胆固醇浓度并防止其沉积于血管壁。

霉坏变质的玉米有致癌作用，不宜食用。患有干燥综合症、糖尿病、更年期综合症且属阴虚火旺之人不宜食用爆玉米花，否则易助火伤阴。

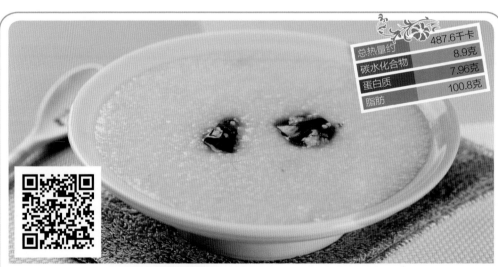

总热量约	487.6千卡
碳水化合物	8.9克
蛋白质	7.96克
脂肪	100.8克

特别推荐 松子玉米粥

▶ 降低胆固醇、调节血压

 材料 玉米碎100克，松子10克，红枣20克，盐2克

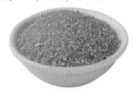

做法 ①砂锅中注入适量清水，用大火烧开，放入洗好的红枣。

②转中火，将玉米碎倒入锅中。用锅勺搅拌匀。烧开后用小火煮30分钟。

③放入松子续煮10分钟至食材熟透；放入适量盐拌匀调味，将做好的松子玉米粥装入碗中即成。

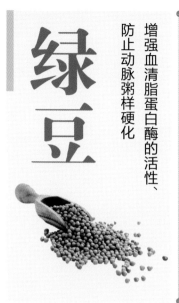

绿豆

增强血清脂蛋白酶的活性、防止动脉粥样硬化

绿豆具有防止动脉粥样硬化、抑制血脂上升的作用，还能使已升高的血脂迅速下降，有效降低血压、血脂。

绿豆中的多糖成分能增强血清脂蛋白酶的活性，使脂蛋白中甘油三酯水解达到降血脂的疗效，从而可以防治冠心病、心绞痛，可以有效预防高血压、高血脂的各种并发症的发生。

绿豆属于凉性药食之品，身体虚寒或脾胃虚寒者过量饮用，会出现腹痛腹泻。绿豆不宜煮得过烂，否则会破坏有机酸和维生素，降低其清热解毒的功效。

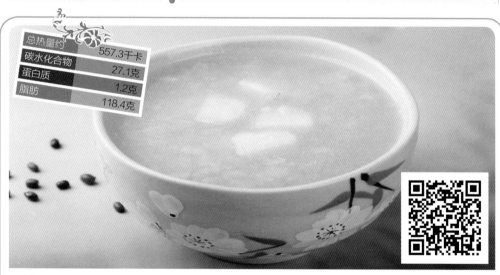

总热量约	557.3千卡
碳水化合物	27.1克
蛋白质	1.2克
脂肪	118.4克

（特别推荐）**马蹄绿豆汤**　▶ 降压降脂、防止动脉粥样硬化

材料　马蹄100克，去皮绿豆120克，冰糖30克

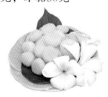

做法　①洗净去皮的马蹄切成小块，备用。

②砂锅中注入适量清水烧开，倒入绿豆，搅拌匀。烧开后用小火煮30分钟。加入切好的马蹄。续煮15分钟，至食材熟透。

③倒入适量冰糖。搅拌均匀，煮至冰糖完全溶化。盛出煮好的甜汤，装入汤碗中即可。

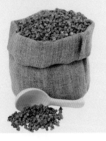

荞麦

调节脂类代谢、扩张血管、降血压

荞麦中含有的烟酸成分有降低血液胆固醇、调节血脂，扩张冠状动脉并增加其血流量的作用，对于降压、降脂有一定功效，其所含的纤维素也可帮助调节脂类代谢。

荞麦还可以健胃、消积、止汗，适合于胃痛胃胀、消化不良、食欲不振、肠胃积滞、慢性泄泻等病症者调理食用，有助于预防高血脂并发肠胃病。

荞麦一次不可食用太多，否则易造成消化不良；脾胃虚寒、消化功能不佳、以及习惯性腹泻的人不宜食用荞麦。

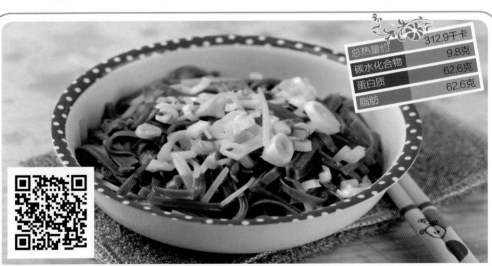

总热量约	312.9千卡
碳水化合物	9.8克
蛋白质	62.6克
脂肪	62.6克

特别推荐 **豆芽荞麦面** ▶ 降低胆固醇、调节血脂

材料 荞麦面90克，大葱40克，绿豆芽20克，盐3克，生抽3毫升，食用油2毫升

做法 ①将洗净的豆芽切段；洗好的大葱切成薄片，再切成碎片。把荞麦面折成小段，备用。
②锅中加水烧开，放少许盐、食用油、生抽拌煮片刻，倒入荞麦面拌匀，小火煮至熟软，放入豆芽段，轻轻搅拌几下至其变软，再煮片刻至全部食材熟透。
③关火后盛出装碗，撒上葱片，浇上少许热油即可。

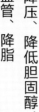

苹果

排钠降压、降低胆固醇、软化血管、降脂

苹果含有大量的纤维素，不仅有助于排出肠道内部分胆固醇，缩短排便时间，还能够减少直肠癌的发生。

苹果中富含钾，能促进钠从尿液排出，预防水钠潴留的发生，对于进盐过多的高血压患者，多吃苹果可以将其钠盐清除，使血压下降。

苹果有助于降低胆固醇含量，其富含的维生素C，可软化血管，可用于预防动脉硬化、冠心病等并发症的发生。

用苹果榨汁时一定要去掉苹果核，因为苹果核中含有一些氰化物，而氰化物是有剧毒的，必须把苹果核去掉后榨汁。

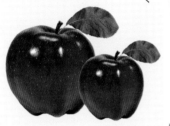

总热量约	387.3千卡
碳水化合物	70.8克
蛋白质	12.9克
脂肪	8.8克

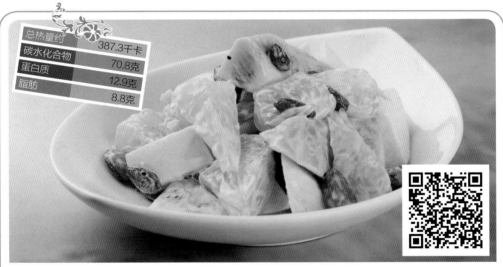

特别推荐 **蜜柚苹果猕猴桃沙拉** ▶ 降压消脂、软化血管

材料 柚子肉120克，猕猴桃100克，苹果100克，巴旦木仁35克，枸杞15克，橄榄油5毫升，沙拉酱10克

做法 ①将猕猴桃去皮，果肉切瓣，切小块。苹果去核，切瓣，切小块。柚子肉分成小块。
②把切好的果肉和巴旦木仁装入碗中，放橄榄油，加沙拉酱，搅拌均匀。
③将拌好的水果沙拉盛出，装入盘中即可。

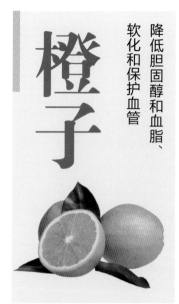

降低胆固醇和血脂、软化和保护血管

橙子

橙子含有大量维生素C和胡萝卜素，可以有效降低胆固醇和血脂，还具有软化和保护血管，促进血液循环的作用。

橙子还富含钾，可排除体内多余的钠盐成分，有效降低血压。

吃橙子前后1小时内不要喝牛奶，因为牛奶中的蛋白质遇到果酸会凝固，影响消化吸收。

橙子不宜过多食用，不能因为爱吃橙子，因为追求营养要每天都吃上几斤，那样容易患上"橘皮病"，使人皮肤发黄。空腹吃大量柑橘类水果还会对胃产生刺激作用。

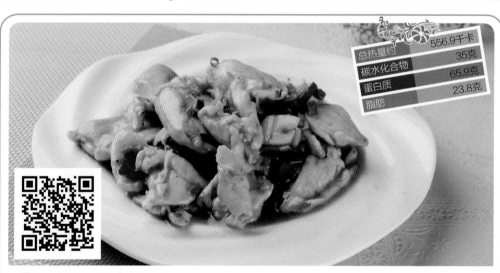

总热量约	556.9千卡
碳水化合物	35克
蛋白质	65.9克
脂肪	23.8克

特别推荐 橙汁鸡片 ▶ 健脾开胃、保护心脑血管

材料 鸡胸肉300克，橙汁80毫升，洋葱、红椒各30克，蒜末、葱花各少许、盐、鸡粉各2克，白糖6克，料酒3毫升，水淀粉、食用油各适量

做法 ①洗净食材，红椒、洋葱切丁。鸡胸肉切片加盐、鸡粉、水淀粉拌匀，再注油腌渍约10分钟。
②用油起锅，放蒜末爆香，放入洋葱丁、红椒丁翻炒片刻，倒入鸡肉片炒匀，淋料酒，加水翻动几下。
③倒入备好的橙汁，翻炒匀。加入白糖，用大火炒至糖分溶化出锅撒上葱花即成。

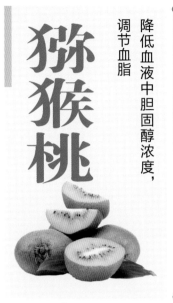

猕猴桃

降低血液中胆固醇浓度，调节血脂

猕猴桃含有的丰富的果胶和钾，可降低血液中胆固醇浓度，调节血脂，能起到预防心脑血管疾病的作用，还能有效降低血压，非常适合高脂血病、高血压病患者食用。

猕猴桃中的维生素及活性成分可以降低血液中低密度脂蛋白、甘油三酯等的含量，抑制动脉硬化的发生、发展，从而防治冠心病、高血压、脑卒中等心脑血管疾病的风险，还可减少自由基对组织细胞的损害，有助于预防血脂异常引起糖尿病发生周围血管病变等。

猕猴桃性寒凉，经常腹泻的脾胃虚寒者应慎食，脾肾阳虚尿频、多尿者也应忌食。

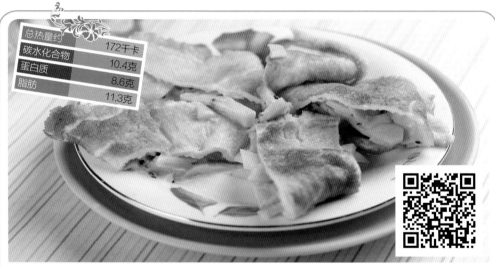

总热量约	172千卡
碳水化合物	10.4克
蛋白质	8.6克
脂肪	11.3克

特别推荐　猕猴桃蛋饼　▶ 营养丰富、预防心脑血管疾病

材料　猕猴桃50克，鸡蛋1个，牛奶50毫升，白糖7克，生粉15克，水淀粉、食用油各适量

做法　①牛奶倒入容器中，放入猕猴桃片拌匀制成水果汁。

②鸡蛋打入碗中，加白糖、水淀粉，搅拌至白糖溶化，再撒生粉拌匀，制成鸡蛋糊，入锅煎至两面熟透盛出。

③待微冷，倒入备好的水果汁，卷起鸡蛋饼呈圆筒形，切成小段即成。

杏仁 降低血脂 降低血液黏稠度、

杏仁含有的黄酮类和多酚类成分，有降低胆固醇的作用，可降低血液黏稠度、降低血脂，对防治心血管系统疾病有良好的作用。

杏仁中所含的杏仁苷可保护血管，维持正常血压水平。

杏仁其性偏温，食用过多可致上火，因此，阴虚火旺者不宜食用；杏仁有润肠通便的作用，肠胃、腹泻者不宜食用。

杏仁苷虽然有抗癌作用，但其毒性也还未能定论，所以不宜过量食用，尤其是苦杏仁。

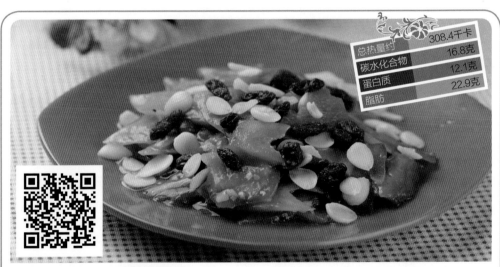

总热量约	308.4千卡
碳水化合物	16.8克
蛋白质	12.1克
脂肪	22.9克

（特别推荐）**杏仁苦瓜** ▶ 润肠通便、减少脂肪的吸收

 材料 苦瓜180克，杏仁20克，枸杞10克，蒜末少许，盐2克，鸡粉、食粉、水淀粉、食用油各适量

做法 ①将洗净的苦瓜去籽，切成片；锅中倒入适量清水烧开，分别放入杏仁、枸杞焯煮片刻，捞出待用。②锅中加少许食粉，倒入苦瓜，煮至八成熟，捞出。③另起锅，注油烧热，倒入蒜末爆香。倒入苦瓜拌炒，加入适量鸡粉、盐，快速炒至苦瓜入味。再倒入适量水淀粉炒匀。盛出装盘，放上杏仁、枸杞即成。

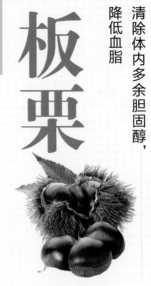

板栗

降低血脂，清除体内多余胆固醇

板栗中多含有不饱和脂肪酸，可减少肝脏、小肠等合成胆固醇的原料，抑制内源性胆固醇的生成，降低血脂。

板栗中黄酮具有降低甘油三脂、胆固醇，提升高密度脂蛋白的含量的作用，可有效地预防和辅助治疗冠心病、动脉硬化等心血管疾病。

板栗无论生吃熟吃，对人的肠胃功能要求都很高，它生食难消化、熟食又易滞气，对于有脾胃虚弱、消化不良、腹胀的问题者，无论生食熟食千万不要多吃，每天5～10粒就足够了。

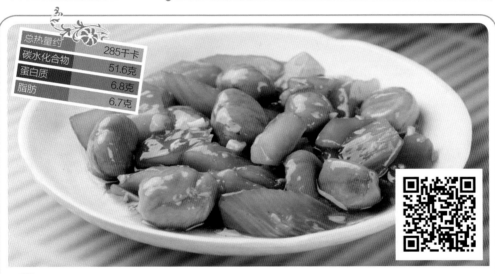

总热量约	285千卡
碳水化合物	51.6克
蛋白质	6.8克
脂肪	6.7克

特别推荐 莴笋烧板栗

▶ 减少胆固醇生成、强健牙齿及骨骼

材料 莴笋200克，板栗肉100克，蒜末、葱段各少许，盐3克，蚝油7克，水淀粉、芝麻油、食用油各适量

做法 ①莴笋切滚刀块。锅中注水烧开，加入少许食用油、盐，倒入板栗肉和莴笋块，焯煮后捞出。
②用油起锅，放入蒜末、葱段爆香，倒入板栗和莴笋炒香。放少许盐、蚝油炒匀，注入适量清水，用小火焖煮至食材熟透，用大火收汁，倒入适量水淀粉炒匀，再淋芝麻油，快速翻炒至入味即成。

葡萄

降低血小板的凝聚力，降低血脂

葡萄中含有钙、钾、磷、铁、维生素B1、维生素B2、维生素B6、维生素C等矿物质和维生素，以及多种人体所需的氨基酸，常食葡萄能促进胆固醇和钠盐的排泄，有效降低血压，还对高脂血症、高血压病都有良好的食疗作用。

葡萄能比阿斯匹林更好地阻止血栓形成，并且能降低人体血清胆固醇水平，降低血小板的凝聚力，有效降低血脂，防止动脉硬化，对预防心脑血管病有一定作用。

葡萄中还含有维生素P可以治疗胃炎、肠炎及呕吐等，能有效预防高血脂并发肠胃病等。

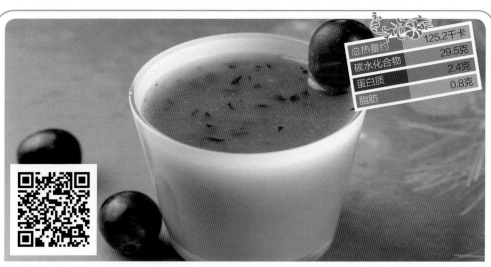

总热量约	125.2千卡
碳水化合物	29.5克
蛋白质	2.4克
脂肪	0.8克

特别推荐 **葡萄芹菜汁** ▶ 提供营养素、帮助消化及畅通大小便

 葡萄100克，芹菜90克，蜂蜜20毫升

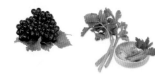

 ①将洗净的芹菜切粒，待用。

②把洗好的葡萄倒入榨汁机搅拌杯中，加入芹菜粒，再倒入适量矿泉水。盖上盖子，选"榨汁"功能，榨取葡萄芹菜汁揭开盖子，放入蜂蜜。盖上盖，选择"榨汁"功能，搅拌匀。

③揭盖，把榨好的葡萄芹菜汁装入杯中即可。

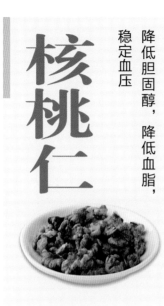

核桃仁

降低胆固醇，降低血脂，稳定血压

核桃中的Ω-3能维持血液疏通顺畅，膳食纤维可降低胆固醇，降低血脂，稳定血压，而且核桃中所富含的镁、钾元素是预防和控制高血压不可或缺的营养素。

核桃仁含有较多的蛋白质及人体营养必需的不饱和脂肪酸，能滋养脑细胞、增强脑功能、预防老年痴呆症，而且其含有的丰富的不饱脂肪酸，不但可降低血糖，还能减少肠道对胆固醇的吸收，对预防高血脂、高血压并发症有一定作用。

核桃仁富含油脂，可润燥滑肠，大便稀溏者不宜食用；其味甘气热，易生痰助火，阴虚发热者不宜食用。

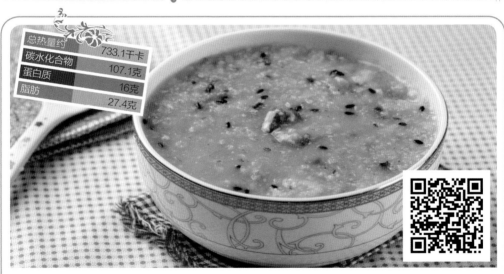

总热量约	733.1千卡
碳水化合物	107.1克
蛋白质	16克
脂肪	27.4克

特别推荐 黑芝麻核桃粥　　▶ 预防动脉硬化

 材料 黑芝麻15克，核桃仁30克，糙米120克，白糖6克

做法 ①将核桃仁倒入木臼，压碎倒入碗中。

②汤锅加水烧热，倒入洗净的糙米，加盖烧开后用小火煮30分钟至糙米熟软，倒入核桃仁拌匀，加盖用小火煮10分钟至食材熟烂，再倒入黑芝麻，搅拌匀。

③加入适量白糖，拌匀，煮至白糖溶化时将粥盛出，装入碗中即可。

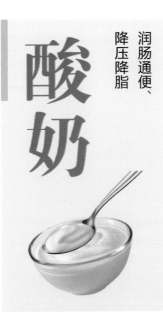

润肠通便、降压降脂

酸奶

酸奶含有的牛奶因子能降血脂、降胆固醇、阻碍人体对脂肪的吸收功能，而且酸奶中还含有一种乳酸，能有效的抑制肠内腐败菌的繁殖，抑制有害物质的产生，促进胃肠的蠕动，因而极具减肥瘦身价值。

在妇女怀孕期间，酸奶除提供必要的能量外，还提供维生素、叶酸和磷酸。

酸奶切记不要空腹喝，因空腹时饮用酸奶，乳酸菌易被杀死，保健作用减弱。

家长不宜给婴儿喂食酸奶，会破坏对婴儿有益菌群体的生长条件，影响正常消化功能。

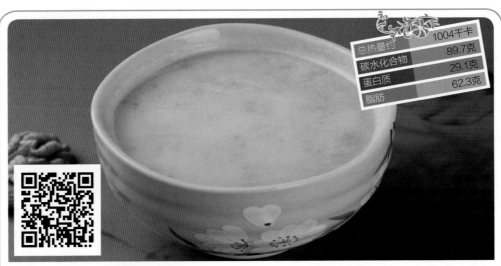

总热量约	1004千卡
碳水化合物	89.7克
	29.1克
蛋白质	62.3克
脂肪	

（特别推荐）**果仁酸奶**　▶ 减肥瘦身、降低胆固醇

 材料 巴旦木仁35克，腰果、核桃仁各40克，葡萄干35克，酸奶300毫升

 做法 ①把果仁装入榨汁机干磨杯中，套上刀座，选"干磨"功能，把果仁磨成粉末状盛出。
②砂锅中注入少许清水，放入葡萄，倒入牛奶，搅拌匀，煮沸，放入果仁粉末，拌匀，继续略煮片刻即可食用。

大蒜

抗菌消炎，抗高血脂和动脉硬化

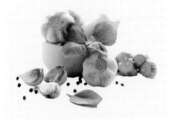

大蒜不仅具有广为人知的抗菌消炎作用，还可保护肝脏，调节血糖，保护心血管，降低血脂，抗血小板凝集，抗高血脂和动脉硬化。

大蒜还可帮助保持体内某种酶的适当数量而避免出现高血压，是天然的降压食物。

大蒜中含有一种叫做硫化丙烯的辣素，可以在一定程度上预防流感、细菌性痢疾，防止伤口感染，辅助治疗感染性疾病及驱虫。

忌长期食用大蒜，因为大蒜有使肠道变硬的作用，往往会造成便秘，另外，忌空腹食蒜，以防引起急性胃炎。

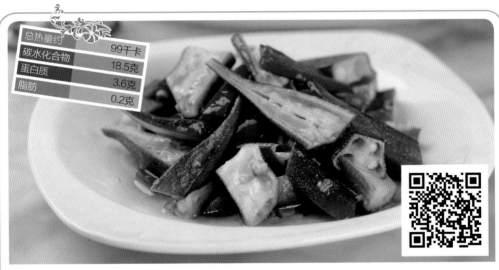

总热量约	99干卡
碳水化合物	18.5克
蛋白质	3.6克
脂肪	0.2克

（特别推荐）**蒜香秋葵** ▶ 消炎杀菌、帮助消化、增强体力

材料 秋葵120克，红椒30克，蒜末少许，盐4克，鸡粉2克，料酒4毫升，水淀粉3毫升，食用油适量

做法 ①洗净食材，秋葵、红椒去蒂切小块。
②锅中注水烧开，放入适量食用油，加入少许盐，倒入切好的秋葵、红椒，煮半分钟后都捞出沥干。
③锅中倒入适量食用油烧热，放蒜末爆香，倒入秋葵和红椒炒匀，淋料酒，加入适量盐、鸡粉，炒匀调味，倒入适量水淀粉，快速翻炒均匀装入盘中即可。

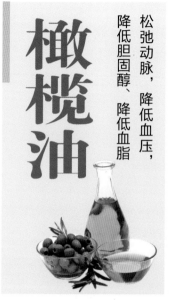

橄榄油

松弛动脉，降低血压，降低胆固醇、降低血脂

橄榄油可以从多方面保护心血管系统，比如可通过降低高半胱氨酸防止炎症发生，减少对动脉壁的损伤，还可通过增加体内氧化氮的含量，减少硝酸，松弛动脉，降低血压。

橄榄油中所含有的一种叫角鲨烯的物质，也具有降低血清胆固醇含量、降低血脂的作用。

尽管橄榄油虽然有很多保健功效，但其热量很高，吃多了也对健康不利。橄榄油每天食用不宜超过30克，最好限制在25克以下。

色泽深的橄榄油酸值高、品质较差，应谨慎选择。

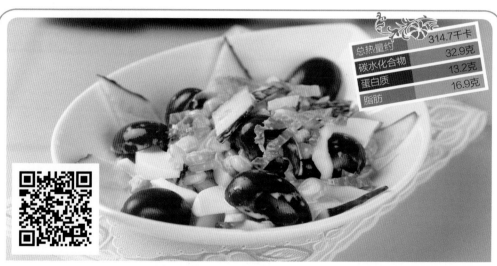

总热量约	314.7千卡
碳水化合物	32.9克
蛋白质	13.2克
脂肪	16.9克

特别推荐　橄榄油蔬菜沙拉　▶ 润肠通便、降低胆固醇

材料 鲜玉米粒90克，圣女果120克，黄瓜100克，熟鸡蛋1个，生菜50克，沙拉酱10克，白糖7克，凉拌醋8毫升，盐少许，橄榄油3毫升

做法 ①洗好的黄瓜切片，生菜切碎，圣女果对半切开。熟鸡蛋剥壳切开，取蛋白切成小块。
②锅中注水烧开，倒入玉米粒煮半分钟至断生捞出沥干。
③取适量黄瓜片装饰碗边，玉米粒装入另一碗中，放圣女果、黄瓜、蛋白、沙拉酱、白糖、凉拌醋、盐、橄榄油拌匀，装入装饰好的碗中，撒上生菜即可。

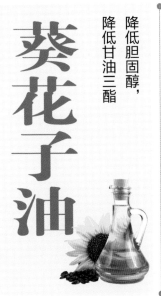

降低胆固醇，降低甘油三酯

葵花子油

葵花子油含有甾醇、维生素、亚油酸等多种对人类有益的物质，其中天然维生素E含量在所有主要植物油中含量最高；亚油酸含量可达70%左右，丰富的亚油酸有显著降低胆固醇、防止血管硬化和预防冠心病的作用，具有良好的延迟人体细胞衰老、保持青春的功能。

因为葵花子油可能对脂肪肝有一定的诱发和加重作用，所以肝病患者不宜多食用。葵花籽油食用时应避免高温，尤其应避免经高温加热后的葵花籽油反复使用，不然可能产生致癌物质危害人体健康。

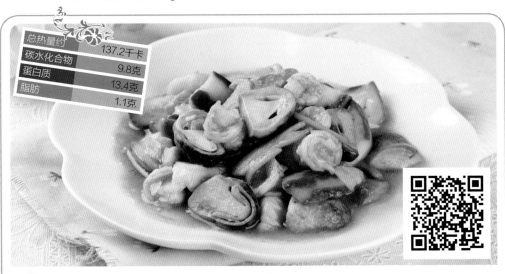

总热量约	137.2千卡
碳水化合物	9.8克
蛋白质	13.4克
脂肪	1.1克

特别推荐 **草菇丝瓜炒虾球** ▶ 消食祛热、补脾益气

材料 丝瓜130克，草菇100克，虾仁90克，胡萝卜片、姜片、蒜末、葱段各少许，盐3克，鸡粉2克，蚝油6克，料酒4毫升，水淀粉、葵花子油各适量

做法 ①虾仁加盐、鸡粉、水淀粉拌匀，注油腌渍约10分钟。锅中注水烧开，放盐、葵花子油，倒草菇煮约1分钟捞出沥干。
②用油起锅，放胡萝卜片、姜片、蒜末、葱段爆香，倒入虾仁快炒，淋料酒，放丝瓜、草菇，大火炒至丝瓜析出汁水，倒入蚝油、盐、鸡粉炒匀，水淀粉勾芡即可。

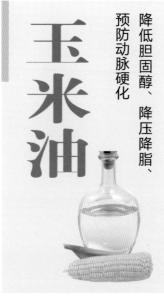

玉米油

降低胆固醇、降压降脂、预防动脉硬化

玉米油中富含亚油酸，它在人体内可与胆固醇相结合，具有降低胆固醇、降血压、软化血管、降低脂肪、预防和改善动脉硬化，减少心脏病发生等作用，而玉米油中的谷固醇也有降低胆固醇的功效。

玉米油本身不含有胆固醇，它对于血液中沉积的胆固醇具有溶解作用，故能减少血管硬化的发生，对老年性疾病如动脉硬化、糖尿病等具有积极的防治作用。

使用过的玉米油千万不要再倒入原油品中，在保存时也应该注意，避免放置于阳光直射或炉边过热处，以防变质，应置于阴凉处。

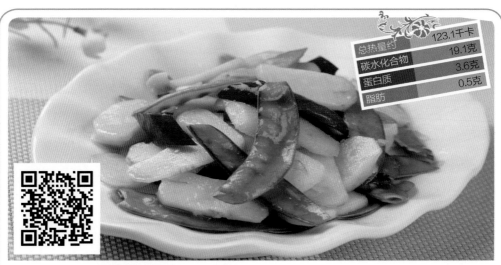

总热量约	123.1千卡
碳水化合物	19.1克
蛋白质	3.6克
脂肪	0.5克

特别推荐 马蹄炒荷兰豆

▶ 凉血解毒、清肠降脂

材料 马蹄肉90克，荷兰豆75克，红椒15克，姜片、蒜末、葱段各少许，盐3克，鸡粉2克，料酒4毫升，水淀粉、玉米油各适量

做法 ①马蹄肉切片，红椒切小块。锅中注水烧开，放玉米油、盐，倒入荷兰豆搅匀煮半分钟，再放马蹄肉、红椒搅匀，煮半分钟后捞出所有食材。
②用油起锅，放入姜片、蒜末、葱段爆香，倒入焯好的食材炒匀，淋入料酒炒香。加入适量盐、鸡粉炒匀，倒水淀粉快速炒匀装盘即可。

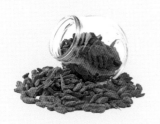

枸杞

滋补肝肾、益精明目、养血、降压降脂

现代研究表明，枸杞中的枸杞多糖有明显的调节血脂作用，不仅可以降低血胆固醇，并明显抑制其升高，并有轻微的对抗动脉粥样硬化形成的作用。

枸杞可调节人体免疫功能、对抗自由基过氧化，减轻自由基过氧化损伤，并清除机体自由基、维护肾气旺盛。

枸杞对高血脂引起的脂肪肝有明显辅助治疗效果，可轻度抑制脂肪在肝脏内沉积和促进肝细胞再生。

枸杞的烹饪时间不宜过长，应在炒菜收尾时放入，这样可防止营养成分流失。

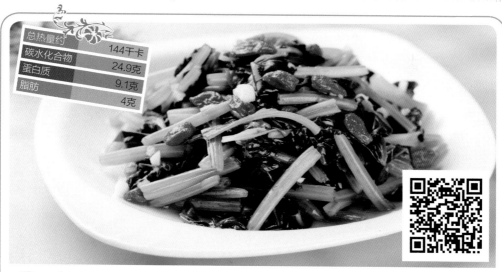

总热量约	144千卡
碳水化合物	24.9克
蛋白质	9.1克
脂肪	4克

特别推荐 **枸杞拌菠菜** ▶ 润肠通便、补血养颜、降低胆固醇

材料 菠菜230克，枸杞20克，蒜末少许，盐2克，鸡粉2克，蚝油10克，芝麻油3毫升，食用油适量

做法 ①择洗干净的菠菜切去根部，再切成段。
②锅中注水烧开，淋少许食用油，倒入枸杞，焯煮片刻捞出，沥干。把菠菜倒入沸水锅中搅拌匀，煮1分钟，至食材断生捞出，沥干。
③把菠菜倒入碗中，放入蒜末、枸杞，加入适量盐、鸡粉、蚝油、芝麻油。搅拌至食材入味装盘即可。

绞股蓝

平衡脂肪代谢，解决代谢障碍、营养细胞

经现代医学研究发现，绞股蓝主要有效成分为多糖类、黄酮类、皂苷类及微量元素类，其功效主要是促进人体脂肪类物质代谢、清除肝脏以及血液中的多余脂肪，平衡人体脂肪代谢，广泛应用于高血脂、脂肪肝、肥胖、便秘、失眠、咽喉炎、肠胃炎等的治疗与保健。

绞股蓝具有升高高密度脂蛋白、保护血管内壁细胞、降低血黏稠度，阻止脂质在血管壁沉积，同时能防止微血栓形成，并增加心肌细胞对缺氧的耐受力，起到保护心肌的作用，对冠心病、动脉硬化、脑卒中等高血脂并发症的发生都有很好的预防控制作用。

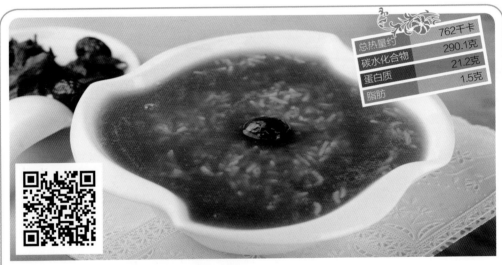

总热量约	762千卡
	290.1克
碳水化合物	21.2克
蛋白质	1.5克
脂肪	

（特别推荐）绞股蓝红枣粥　▶ 解毒消炎、促进脂肪代谢

材料 红枣20克，绞股蓝8克，水发大米160克，红糖40克

做法 ①砂锅中注水烧开，放入洗净的绞股蓝和红枣，加盖煮沸后用小火炖15分钟，至材料析出有效成分后捞出。

②倒入洗净的大米拌匀，加盖烧开后用小火煮约30分钟，至米粒熟透，撒上备好的红糖拌匀，转中火煮一小会儿，至糖分溶化即可。

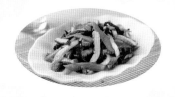

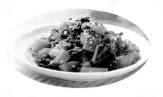

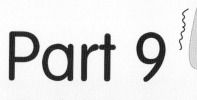

Part 9

常见高血脂并发症
特效食谱

　　随着人们饮食结构的改变，吃得是越来越好，而运动却越来越少，这血脂慢慢也就"高"了。高脂血症包括高胆固醇血症、高甘油三酯血症及复合性高脂血症，这些都是导致动脉粥样硬化以及冠心病的重要因素。高脂血症患者还容易并发心肌梗死、冠心病、肠胃病、糖尿病、肥胖症等疾病，对于这些常见的并发症，饮食调理是最好的方法。

高血脂并发

冠心病

高血脂患者由于血脂过多，容易造成"血稠"，在血管壁上沉积，造成动脉硬化，使血流受阻，引起心脏缺血而引发冠心病。高血脂并发冠心病患者在饮食方面应注意以下几点：

①应适当增加植物蛋白，尤其是大豆蛋白。②采用复合碳水化合物，控制单糖和双糖的摄入。碳水化合物主要来源应以米、面、杂粮等含淀粉类食物为主。③应尽量少吃纯糖食物及其制品，多吃蔬菜、水果。④不可暴饮暴食，避免过饱；不吃过油腻和过咸的食物，每日食盐摄入应控制在3～5克。⑤忌吸烟、酗酒、饮浓茶及用一切辛辣调味品。

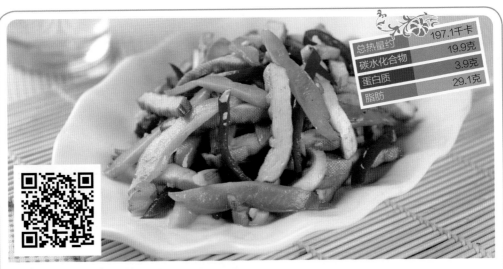

总热量约	197.1千卡
碳水化合物	19.9克
蛋白质	3.9克
脂肪	29.1克

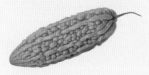

（特别推荐）**豆腐干炒苦瓜** ▶ 清热降压、补充植物蛋白

材料 苦瓜250克，豆腐干100克，红椒30克，姜片、蒜末、葱白各少许，盐、鸡粉各2克，白糖3克，水淀粉、食用油各适量

做法 ①苦瓜、豆腐干、红椒分别洗净切丝。②热锅注油烧至四成热，倒入豆腐干过油，捞出沥油。③锅底留油烧热，放姜片、蒜末、葱白爆香。倒入苦瓜丝炒匀，加盐、白糖、鸡粉调味，注水翻炒至苦瓜变软。放入炸好的豆腐干翻炒，撒上红椒丝翻炒，倒入适量水淀粉翻炒至食材熟透即可。

肠胃病

高血脂并发

高血脂并发胃肠病常表现为血脂异常，伴有胃痛、胃胀、恶心、腹泻、消化不良等症状。伴有肠胃病的高血脂患者是比较痛苦的，因为肠胃本身就与人的饮食关系最为密切，而当肠胃不适时，无论吃什么东西都很难受。饮食应注意以下几点：

①营养摄入必须均衡。②选择容易消化的食物，少吃油炸食物。③少食多餐，每餐只吃八分饱，而且要细嚼慢咽。④不要吃刺激性的食物，如咖啡、辣椒、芥末、胡椒、烈酒、浓茶等。⑤要多吃富含维生素C的蔬菜和水果，如柑橘、猕猴桃等。

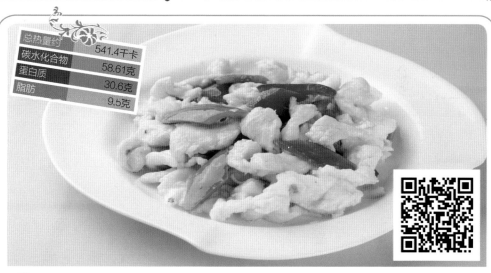

总热量约	541.4千卡
碳水化合物	58.61克
蛋白质	30.6克
脂肪	9.5克

芙蓉鸡片

（特别推荐）

▶ 降低血脂、补充蛋白质

材料 鸡胸肉230克，鸡蛋2个，彩椒70克，盐、鸡粉各3克，生粉、水淀粉、食用油各适量

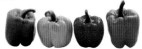

做法 ①彩椒洗净切块，焯水备用；鸡胸肉切片，加盐、鸡粉、水淀粉、食用油腌渍入味，过油后捞出。②鸡蛋取蛋清，快速搅拌匀，加生粉搅发制成蛋液。③锅内放油烧热，放蛋液炒至六成熟，放入炸好的鸡肉片，再倒入彩椒。加入少许盐、鸡粉，快速炒匀至食材熟透、入味，关火后盛出装碗即成。

高血脂并发 心肌梗死

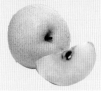

当血液中胆固醇增高时，容易形成动脉硬化斑块，这些斑块在动脉壁内堆积，使动脉官腔狭窄，阻塞血液流入相应部位，引起动能缺损。当它发生在脑血管时就容易引起脑梗死。长期调脂治疗不仅能治疗心肌梗死，还能预防心肌梗死。饮食上应注意以下几点：

①调整膳食结构，少食多餐，不宜过饱，七分饱即可。②不吃高脂肪、高胆固醇的食物。③控制盐的摄入量，每日摄入量在5克以下。④多吃蔬菜水果，补充维生素。⑤可多食用大豆类食物，补充优质蛋白。

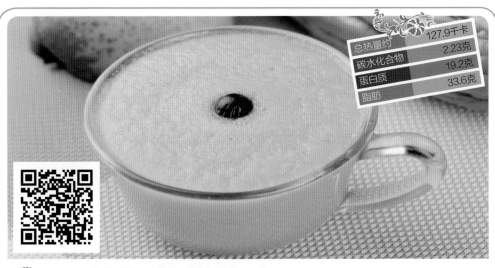

总热量约	127.9千卡
碳水化合物	2.23克
蛋白质	19.2克
脂肪	33.6克

特别推荐 雪梨蜂蜜苦瓜汁 ▶ 补充维生素、降低血脂

 材料 雪梨100克，苦瓜120克，蜂蜜10克

 做法 ①苦瓜洗净，去瓜瓤切块，焯水备用；雪梨洗净去核，切小块。
②取榨汁机，选择"搅拌"刀座组合，倒入切好的苦瓜；加入雪梨，倒入适量矿泉水；
③选择"榨汁"功能，榨出果汁；倒入适量蜂蜜；取勺子，搅拌均匀；倒入杯中即可。

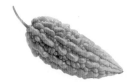

高血脂并发 糖尿病

血脂异常会加重胰岛细胞的负担，损害胰岛β细胞的功能，使体内血糖增加，诱发或加重糖尿病。饮食应注意如下：

①用植物油代替动物油，多吃新鲜蔬菜与瓜果，多补充身体所需的膳食纤维与维生素。②要遵循早餐吃好、午餐吃饱、晚餐吃少的原则，每顿八分饱即可。③少食多餐。每顿少吃，多吃几顿，总量不变。这样的方法，可保证在餐后血糖不会升得太高。④粗细粮搭配，适量补充肉蛋奶类食物。⑤每餐都要保证有蔬菜，以补充膳食纤维。

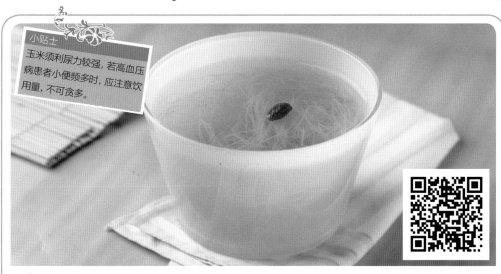

小贴士
玉米须利尿力较强，若高血压病患者小便频多时，应注意饮用量，不可贪多。

特别推荐 玉米须茶 ▶ 降压降脂、降低血糖

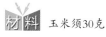 玉米须30克

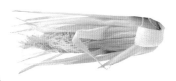

做法 ①砂锅置于旺火上，注入适量清水，用大火烧开，放入洗好的玉米须。
②盖上锅盖，用小火煮15分钟，至茶水呈微黄色。
③揭开盖，把煮好的玉米须茶盛出，装入玻璃杯中即可饮用。

高血脂并发 肥胖症

高血脂患者体内的血脂超过正常水平，过多的脂肪在血液中沉积，使脂肪供大于求就会产生肥胖。合并肥胖症的高血脂患者在饮食上更应该注意选取合理的膳食，调养身体。

①高血脂与肥胖症都与体内脂肪过多有关，所以应该少吃零食，不吃夜宵，三餐不要吃得太饱，不吃油炸、油腻的食物，多吃水果与蔬菜，少吃米面等主食。②烹调食物时要减少用油量，尤其是动物性油要尽量少用。③用餐顺序是先吃蔬菜，再吃蔬菜加主食。

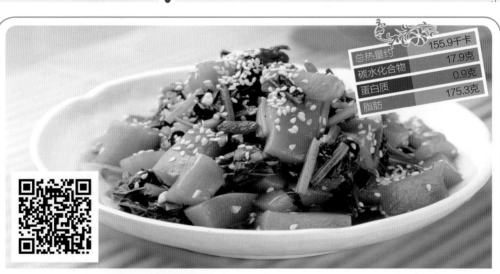

总热量约	155.9千卡
碳水化合物	17.9克
蛋白质	0.9克
脂肪	175.3克

特别推荐 菠菜拌魔芋

▶ 降脂吸脂、滋润肠道

材料 魔芋200克，菠菜180克，枸杞15克，熟芝麻、蒜末各少许，盐3克，鸡粉2克，生抽5毫升，芝麻油、食用油各适量

做法 ①魔芋洗净切块，菠菜洗净，切去根部，再切段，分别入沸水中焯至断生后，捞出备用；②取一个干净的碗，放入魔芋块和菠菜，再倒入洗净的枸杞，撒上蒜末，淋入少许生抽，加入适量鸡粉、盐，倒入少许芝麻油。搅拌至食材入味，撒上熟芝麻即成。